病院長のコーヒータイム

森岡恭彦

産業図書

序文

「山路を登りながら、こう考えた。智に働けば角が立つ。情に棹させば流される。……」これは夏目漱石の書いた『草枕』の冒頭の文で、名文として良く知られている。この書が世に出された翌年、田山花袋は『蒲団』という小説を出版した。花袋は恋愛ものを書かないと作家としてやっていけないというので、地方からやって来た若い娘を弟子にした妻子のある中年の作家がその女弟子に恋情を抱く様を書いたのが、この作品で「小石川の切支丹坂から極楽水に出る道のだらだら坂を下りようとして彼は考えた。……」という文章で始まっている。漱石の『草枕』の出版一年後というわけで、全くの偶然なのか花袋が漱石を意識して書いたのか分からないが書き出しの文章として良く似ている。ただし漱石は山路を登りながら考えた。山路の坂の向こうには何があるのか見えていない。これに対して花袋の小説の主人公は坂の先にある町並みを眺めながら下っていたわけで、漱石の『草枕』では「山路を下りながら、こう考えた」

では様にならないし、花袋の作品も「坂を上りながら彼は考えた」では後を読むとぴんとこない。要するに山路を登るのと坂道を下るのと二人の作家はうまく使い分けているのだが、人は坂道それもだらだら坂を歩いているような時には何か物思いに耽ることが多いといえよう。

ともかくわれわれは一人になると過去のことを思い出し、物思いに耽ったり、行く末を考えたり、また原稿の構想を練ったりするわけで、とくにぶらぶら散歩とか寝床の中、あるいはトイレの中で思わぬ名案が浮かんだりする。しかし「トイレの中でこう考えた。……」では文学作品にはなりそうにない。

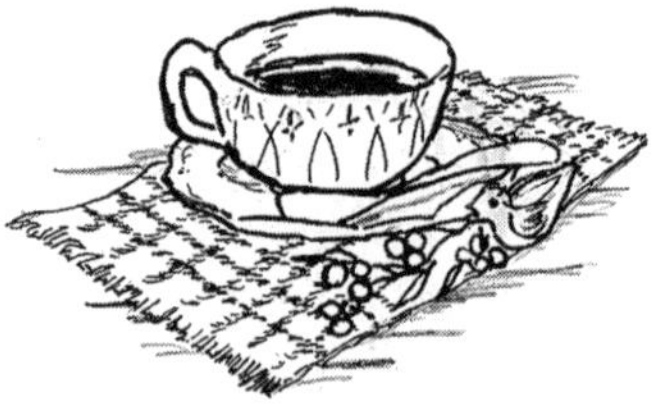

ところで私は若い時、フランスに一年余り生活していたことがあり、コーヒーの味を覚えてしまい、以後毎日コーヒーを味わい、またしばしばカフェで時を過ごすことも多くなった。また十数年前に大学を定年退官してから十年ばかり病院長を務めたが、病院の広報誌とか雑誌の記事あるいは書評といった学術論文以外のいわば雑文というべきものを書くことが多くなり、今般このような雑文を集めて本書を上梓することにしたが、考えてみるとほとんどのものがコーヒータイムに発想したもので、本書の書き出しはさしずめ「コーヒーを飲みながらこう考えた」ということになろうか。

目次

序文

I　病院長室からのメッセージ～院長受難の時代――1
インチョウ（院長）！　3
医療費を値上げすれば病院長夫人の毛皮の襟巻きに化けるだけ　7
病院長のリーダーシップ　8
医師か事務職か　8
リーダーの理想「木鶏」　10
近代組織のリーダーの素質と救世主コンプレックス　11
Festina lente ～ゆっくり急げ　14
インフォームド・コンセント（Informed Consent）　15
アメリカからやって来たインフォームド・コンセント　15
日本流のインフォームド・コンセント　17
手術承諾書　18
一諾千金　21
人権の表と裏　23
「バカ」になろう　24

「生命はお金に代えられない」としても　28
満足した豚と不満足なソクラテス　30
生業と天職～働いても仕方ない～サラリーマンの悲劇　32
患者さま　36
制服と看護婦（師）の帽子　37
例え話や諺の効用　40
挨拶・祝辞　43
数の話　47
古池や蛙飛びこむ水のをと～蛙は単数か複数か　47
フランス人は足し算が好き　51
フム・フム主義　53
二〇〇〇年の正月～新しいミレニアムの爆弾　56
第四の権力～マスメディア　60
テレビの影響　60
オルレアンのうわさ　61
マスコミの暴力～ルンペン・インテリゲンツィア　63

Ⅱ　医療事故と防止対策に思う――67
人の過ち　69
過ちを犯すのは人間である証拠だ～To err is human　69
誤字、誤読、誤訳～手術の性交率　69
われ思う故にわれ間違う～船長の年齢　71
偶然と必然～医療における不確実性　73
賭け事　73
科学における偶然性～屋根から落ちてきた金槌　74
ガリレオの過ち　76
科学には真実を　78
医学・医療におけるＥＢＭ（証拠に基づく医学・医療）　83
医療事故の実態　85
医療事故の防止対策～リスクマネジメントの取り組み　86
インシデント・アクシデント報告　87
医療事故の防止は難しい　88
事故後の処理　89
警察への届出と公表　89

院長を弔るし上げても　90
医療紛争と訴訟　91
過ちを犯すのは人間の性で、許すのは神様だ　94
医師の養成と教育　95
教育・指導の難しさ　95
虚学の奨め～豊かな教養　97

Ⅲ　いろいろな医師、その生涯～江戸から明治にかけて活躍した医師たち――101
国学者、本居宣長・平田篤胤と医業　103
幕末から明治にかけて生きた医師たち～医跡の散歩　110
伊東玄朴～蘭方医の地位向上に尽す　110
松本良順～血統正しきエリート　113
関　寛斉～三つの像　115
高松凌雲～最初のフランス留学医師　119
戊辰戦争で活躍した洋医の運命　122
ドイツ医学導入の功労者、相良知安～政争に葬られたその生涯　125
森鷗外のこと　128

Ⅳ　医食同源～食べる・飲む――137
健康食品と健康ドリンク　139
不老長寿の薬～驚異のプラセボ効果　143
グルメの時代～美食は放蕩であり情婦のようなもの　147
旨いもの店～ミシュランのガイドブック　150
中華料理と日本料理　155
口車に乗せて食べさせる　158
松茸とトリュフ　161
珍味とげてもの（下手物）食い　165
食事のマナー　172
西洋料理～フランス料理は最高だ　176
ワインの話　180
おなら（屁）の話　183
愛嬌と恥辱　183
へ（屁）の期待　185
おならは燃えるのか　188
屁の大家　190

V　世界の中の日本　195

フランスの魅力　197

日本とフランスとの出会い　197

親愛なる巴里よ！～良き時代の留学生　200

異色の日本人　202

没落し行くフランス～日本人としての自覚　203

第二次世界大戦後の留学生たち～フランスはもはや世界の一地方にすぎない　204

フランス医学の消滅～国境の無くなった科学の世界　205

国際化と文明・文化の衝突　207

ハンチントンの著『文明の衝突』　207

ヴェールを脱がない女生徒　210

日本人の宗教観～神儒仏正味一粒丸　212

秋の虫の声～もののあわれ　216

歴史に目を閉ざすな～ヴァイツゼッカーの講演　220

国　歌　223

校　歌　229

日中関係のこと　232

Ⅵ　この世のあれこれ――237

死ぬる時節には死ぬがよく候　239
人の夢、その彼方　245
夫婦相和し　249
内助の功　252
美人は努力が足りない　256
ものを書き、書を出版する　258
もの書きの動機　259
本の売れ行き　262
本は文化だ　264
あとがき　267

I

病院長室からのメッセージ～院長受難の時代

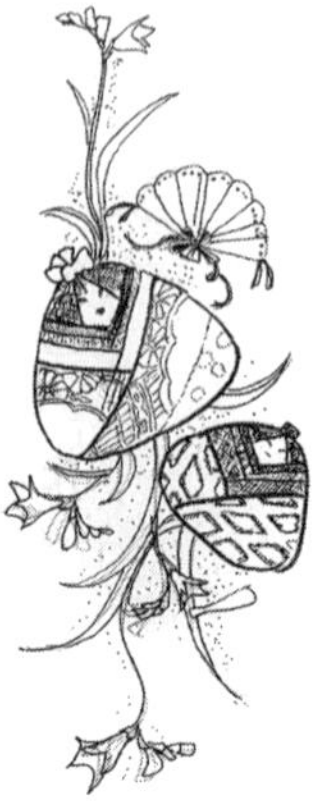

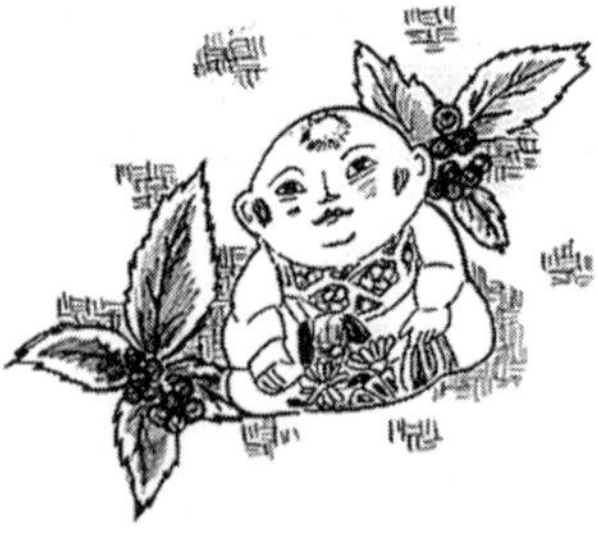

◈インチョウ（院長）！

「インチョウ！」こういう声をかけられると一瞬ドキッとする。要するにろくなことがないからである。

「インチョウ、患者が昨夕から行方不明で目下、職員総動員で探していますが……」

「インチョウ、昨日の雨で二階のところが雨漏りで大変です」

「インチョウ、外来で患者が暴れているんですが……」

「インチョウ、今朝方、病棟で患者が転んで骨折したのですが……」

こんなことで「インチョウ」と呼ばれる時は何か悪い知らせばかりである。

また、よくあるのが「インチョウを出せ！」という患者の声である。世にある「社長を出せ！」というのと同じで、ともかく下端では話がわからん、責任者を出せというわけである。

院長は病院の中では一番偉い、要するに最高責任者だが、それは管理上のことで、実際の医療行為の責任はそれぞれ主治医が負っているわけで、また会社も同じだが、大きな組織になると細部にわたってチェックはできないので、組織上の責任分担がある。また、日本では多くの大病院の院長はいわばサラリーマン院長で、権限といってもそれ程のものを持っているわけではないんだと院長の方はぼやきたくなる。

また「インチョウを出せ！」なんて患者がわめいているといった場合は、患者の方は感情的になっていて手がつけられないことが多い。そして一番多いのが「この病院の職員の態度は何だ！」というクレームで、これにはただ謝るより仕方ない。「ハァ、日頃から職員にはいろいろと注意しておりますが……」としか答えようがないのである。

ともかく、外来患者が毎日二千人はやって来るし、数百名以上の入院患者がいるといった病院では何人もの患者さんが何らかの苦痛や不満を持っていても不思議でない。そこで院長室にもいろいろの苦情が持込まれる。すでに述べたが、その中で最も多いのは職員の態度が悪いというクレームで、最近ではホテルや航空会社の専門家に頼んで接遇教育といった職員への教育指導が行われてたりしている。しかし、職員も人間であり、言い分もあることも多い。

次に多いのが、病院のアメニティ（療養環境）についての苦言である。

「大体、この病院は汚い」……病院は借金だらけで、なかなか行き届きませんで……。

「食事もまずい」……食事の味は難しいもので、同じ料理でも美味しいという患者さんとまずいという患者さんがおられて、なかなか皆様に満足していただけません。ともかく健康保険制度では一日の食費は二千円ぐらいに決められているものですから……。院長はこんな言い訳をしたくなる。

もっとひどいのになると「この病院の食事はひどい。あんな食事はイヌも食べない」といったお叱りもある。こうなると手がつけられない。院長の方も「貴女さまのお家のおイヌ様はどんなお食事を召し上がっているのでしょうか」と反問したくもなる。

こういう問題はまあそれ程深刻な問題とならないが、最も頭が痛いのは「医療ミス」とか「医療事故」といったトラブルである。これについては後でまた触れたい。

ともかくまず第一に、医療機関に来る患者さんは、病状が良くなるか、治るといった医療についての期待がある。しかし、実際には良くならない病気もあれば治らない病気もあることは明らかで、この点に医療側と患者さん側の認識にギャップがある。そしてどんな立派な治療をしても病気が良くならなければ患者の不満が起こるし、もし病状が悪化したり死亡でもすれば大変なことになるのも致し方なかろう。

第二に、患者は「生命はお金に換えられないほど尊い」「病気のためならいくらお金がかかってもよい」と考えるのが普通である。ところが、実際に医療費を請求されると「高い」といった苦情が出る。とくにわが国では国民皆保険ということで、患者が実際に医療機関の窓口で支払う金額は一般にはそれ程高くないので、どのくらいのお金が医療のために支払われているのか実感がない。これは患者側からいうと幸せなことでもあるが、「病気のためならいくらお金を払ってもよい」というのは患者の一時の感情で、必ずしもそうでないといった矛盾がある。また銀座のバーとか料亭などで支払うお金に比べれば多額ともいえないが、それでも高いと思う人が多い。

第三に、日本ではマスコミがこぞって医者は不正をしている、儲けていると書き立て、一般の人でもそう思っている人も少なくないようだが、一部の開業医を除くと多くの医療機関は必ずしも儲かっているわけではない。とくにこれまでの国公立病院などはほとんどの病院が赤字経営で、税金の投入で何とかして来たし、その他の病院も四苦八苦の経営状態にあるところが多い。また、よく新聞に医師の健康保険の不正請求が報じられるが、不正といっても保険制度上の請求の誤りや不備、保険の査定について見解の相違といったことが多く、意図的な不正行為といったことはごく例外的なことである。

さらに、一言で医師といってもいろいろの職種があって、今日では医師の過半数は病院などの勤務医で、そんなに高給をとっているわけでない。また新聞などでは、よく医師の優遇税とかが問題になる。これは医師といってもサラリーマンの医師には全く関係のない話だし、また病院長といった職も何時も金儲けの筆頭に書き立てられたりするが、サラリーマン院長ではこれもぴんとこない。

ともかく、そんな誤解が沢山あって、これは世界どこの国でも同じようで、どうにもならない。

◈医療費を値上げすれば病院長夫人の毛皮の襟巻きに化けるだけ

「医療保険料を値上げすれば、結局、病院長夫人の毛皮の襟巻きに化けるだけだ」と発言した元厚生省の役人がいた。もっともこのお役人は自ら業者から金品を受け取ったというので裁判にかけられた。また作家の曽野綾子氏によると「国会議員とか、病院長とか、財団の理事長とか、個人の篤志家というのは、どこの国でも最も信用できない人種である。悪気ではなくとも、金が要るか、お金に対して心理的傾斜のある人たちだ」と手厳しい。こういった場合の病院長というのは、個人経営の病院長のことらしく、病院などのサラリーマン院長にとっては、病院の収入が増えても病院長個人の給与が上るわけではないので実感がない。ともかく、わが国の多くの大病院の院長の給与といっても税金を差し引くとせいぜい一千万円ぐらいなものであろうが、それでも法律で院長は医師でなければならないことになっていて、やむなく経営とかいったことには苦手でも医師が院長をやっているところも多い。

一昔前までは「医は仁術でなく算術だ」と悪口をいわれていたが、現在では日本の健康保険財政は破産状態で、医療費の削減とか医療の合理化が叫ばれるようになり、「医は仁術」だとかいっていられなくなり、院長も四苦八苦している。

「最近はお前の病院はどうだね」

「まああといったところかな」

「うらやましいね。お前さんのところは親方日の丸だろうけど、俺のところはそうはいかない。赤字解消で必死だね」

「俺のところだって、最近では経営の合理化だとか厳しくなってきたよ。また内部告発や医療事故とかいやなことが多くて……」

最近では病院長仲間が顔を合わせるとこんな話になる。サラリーマン院長といっても、前述した曽野綾子氏の言葉があながち嘘というわけではなくなってきた。

ともかく世をあげて、医療費の無駄使いとか医療費の削減とか医療経営の合理化とか「お金、お金」のことばかりが論ぜられるようになってきて、これでよいのかと病院長は悩む時代である。

◆病院長のリーダーシップ

医師か事務職か

病院長というと病院の中では一番偉いというわけだが、前にも述べたが国公立や公的病院あるいは大病院の多くのところでは雇われ院長といったことが多く、人事とか予算などについての権限もごく限られているし、そもそも給与もそれ程高額というわけではない。

それでも、職員の不祥事や医療ミスが起こると世間様に頭を下げたりしなければならないし、責任を追及される。しかし職員とくに医師個人の診療行為について院長としての管理責任がどれだけあるのかわからないことも多く、悩みも尽きない。

また、欧米諸国では病院長というと軍隊の病院を除くと、事務職の人がやっているのが通例で、日本のように法律で病院長は必ず医師であると決まっている国と異なっている。

欧米のように、病院のトップ、管理者として事務職の人が良いのか日本のように医師の方が良いのかという問題もある。いずれにも得失があり何ともいえないが、医師が病院長となると、まず管理とか経営的能力が問われる。しかし経営の問題になるとその能力に限界があるのが通例であろう。そもそも医療は患者への奉仕の行為であって、金銭のことは二の次だとするのが医師の倫理観で、この考えが医師に染み付いていて、院長となっても経営とのギャップに悩まされる。そこで前述のように俄か院長が集まると何時も、経営とか管理のことが話題になり、そして愚痴が交わされる。もちろん、経営の良い病院や親方日の丸病院の院長と、赤字病院の院長とは苦労の度合いが違うが、それでも同じような悩みがある。

リーダーの理想「木鶏」

もっとも、金銭のことは事務職に任せればよいともいえるが、それでも院長の責任、指導性、リーダーシップとなるとどんな組織でも問題で、院長として最も気になるところであろう。

そこで、院長とか大学病院の教授連中といった管理職の人たちと話をしていると、四百年も前に書かれたマキァヴェリの『君主論』を密かに読んでいる人が多いらしい。この書には確かにリーダーとしての心得がいろいろ書かれていて尤もなところもあるが、十五世紀から十六世紀初めにかけてのイタリアの小国間の争い、とくに謀略、陰謀が交錯し、政略の横行する中で著者はイタリア統一を目指して書いたもので、今の世では通用しそうにない。それでも不思議な魅力があって西洋の古典として有名で、最近にいたるまで多くの西洋の哲学者などがマキァヴェリを話題とし、論じていて人気がある。マキァヴェリによれば、真理とか真実があるとすれば、それは効果だけで、君主には事と次第によっては残酷、奸計、嘘も許されるというわけで、そもそも正義、仁義や人情を重んずるわれわれ日本人にとっては相応しい内容ではない。とくに「君主は半人半獣たるべきで、野獣の中でも狐とライオンに習うべきだ」ということになると、冷血、無情に過ぎ、われわれにはしっくりしない。

これに比べると、中国の古典や故事の方が親しみやすい。ともかく、孔子、孟子、荘子、老子、孫子などいたるところに君子、リーダーとしての心得が書かれていて、何度読んでも教えられるところが多い。もちろん内容は多岐にわたっており、それぞれ特徴があるが、例えば指導者たる者は清廉、潔白、慎重そして勤勉であることが必要であるとか、節度を重んじ大局的判断を誤らず、人の和を重んじ、信頼できる部下を持つことが大切であるとか、一々尤もなことが書かれている。もちろん、こういった礼とか仁とか義を重んずる儒学的な考えとは別に、人間を動かしている動機は愛情でも思いやりでも、義理でもなく、ただ一つ利益であるとする西洋のマキァヴェリに対応する韓非子などの考えもある。

いろいろの教えの中でも極め付きは荘子に出てくる「木鶏」であろう。闘鶏の訓練士としての名人、紀清子が王の命令を受けて苦労の末につくったのが、木彫りのような鶏で、他の鶏はその姿を見ただけで尻尾を巻いて退散してしまうというのである。これこそ指導者の理想であろう。かつて不世出の名横綱とされた双葉山は「木鶏」と大書した額を掲げて修養に努め六十九連勝し、負けた時には「未だ木鶏の境地に到らず」と言ったということである。こうなると、とても凡人は追いついて行けそうもない。

近代組織のリーダーの素質と救世主コンプレックス

それはともかくとして、近年では社会組織そのものが複雑化し、情報が氾濫し、また組織内でも専門分化、分業化が進行し、リーダーとしての判断も難しくなってきている。要するに一人の人がすべての事に通じられず、すべての判断をリーダーの人に任せることが出来なくなり、リーダーの無力、無能、先見性や想像力の乏しさ、そして強力なリーダー不在という状況が指摘されるようになってきた。

もう二十年も前の書のことだが、アメリカのジャーナリストのアルヴィン・トフラーは、人類のかつての歴史を顧みて、農業革命、産業革命を第一、第二の波とし、近年、われわれの社会に押し寄せて来ている、エネルギーを中心とする技術基盤の変革や情報基盤の変化などの波を第三の波とし、われわれ社会の将来像を示した『未来の衝撃』（徳山二郎訳、中公文庫、一九八二年）、『第三の波』（徳岡孝夫監訳、中公文庫、一九八二年）という書を世に出し、私も当時何回となく熱心に読んだことがある。

この書でトフラーは、強力な指導者不在は世界的傾向であって、とくに一九八〇年代以後、その傾向は著しいという。政治の世界では、かつては第二次世界大戦時代のヒトラー、スターリン、ルーズベルト、チャーチル、ド・ゴールといった人たちは論外としても、その後のアメリカのケネディ、レーガン、フランスのシラク、イギリスのサッチャーといった「決断力があり、たくましい力と明確な意志」を持った指導者がいたが、現在では世界一強力なはずのアメリカ大統領でさえ、電話機を握って叫んでいるが「誰も聴いていない電話機に向って叫んでいるような気持ちだ」という。

このような状況の中で、人々は何か自分たちの不満があるとそれは指導者の無能さ、先見性の乏しさによるものだと考え、トップに立つ人を取り替えれば、われわれも何とか救われるのではないかと思う。トフラーはこれを「救世主コンプレックス」と呼び、一種の幻想としている。また人々がより強い指導力を求める根拠として誤解があるという。まず全体主義が能率がいいという誤った考えがあること、そして今日の指導者の「無力」なのはその人個人の能力が乏しいわけでなく、彼等の力の基盤になる制度そのものが崩れてしまった結果であり、さらに指導者はかつてより多様で複雑な問題に対処しなければならなくなっているといったことによっているという。これからは今までとは全く違った型の指導者が要求されることは確かである。そして、この新しい指導者がどんな能力を求められるかはまだよくわかっていないとしながらも「指導者自身の自信よりも他人の意見を聴く耳が大切だし、ブルドーザー的な力よりも想像力のほうが役立ち、誇大な自負よりも新時代の指導力の限界を認識するほうが「強力」なのは確実である」としている。病院長という立場としても納得のいくところで、また心すべきことであろう。

　こんなわけで、院長は無能だとか、リーダーシップに欠けるといった院内外の批判に対して、私の方は心の中で何時もトフラーの言葉を思い出していた。

　ところが、数年ばかり前のことだが思わぬことが起こった。ともかく、それまで万年下位に低迷していたプロ野球の阪神タイガースが野村監督の就任を期に、大方の予想に反して大躍進をして話題になった。前期に比べてそれ程の選手の変更、補強もないのに勝ち進み、一時は首位になるという勢いであった。驚いたのは病院長だけでなく、世の中の社長、部長といったリーダーの人たちであろう。トップが代わると、こんなに違うのかというわけで、トフラーのいう救世主コンプレックスなどとはいっていられなくなった。この勢いでタイガースが優勝しようものなら赤字企業のトップの人たちの地位が危うい。幸いにも？　その後、夏の到来と共にタイガースは連敗を続け、終わってみれば最下位。また翌年も最下位。ここで全国のリーダーの人たちはきっと安堵の胸を撫で下ろしたに違いない。しかし三ヶ月間とはいえ野村監督就任直後の大躍進、また、その後の星野監督就任による優勝は何だったのか考えさせられるところもある。

Festina lente ～ゆっくり急げ

ところで、私も最近、年齢のせいか古代ギリシアの諺でFestina lente（ゆっくり急げ）という言葉に共感を覚えている。この言葉は古代ローマの皇帝アウグストゥスが好んで使っていたとされているが、「急ぐ」ということと全く反対の「ゆっくり」といった相反する言葉の合語で、その組み合わせが妙で、味わいの深い諺である。このような両立しない言葉を組合わせたものは修辞学では撞着語法というようだが、ともかくわが国では「急がば回れ」と訳されているが、あまり良い訳とはいえない。要するに、ことは思い立ったら速やかに実行すべきだが、せっかち、短兵急であってはいけない。感情を抑え、理性をもって熟慮して行動せよということになろうが、「ゆっくり急げ」という表現の方がぴったりとする。また、手術でも早く終わらせようとして、操作を急いでも、かえって余計な出血に悩まされ、止血に時間を取られ、結局は手術時間が延びてしまうようなことがあり、納得できる言葉である。

ともかく、この言葉は外科医のみならず、病院長といったリーダーの人たちの心得としても役立つ名言ではなかろうか。

◈インフォームド・コンセント（Informed Consent）

アメリカからやって来たインフォームド・コンセント

最近の医療記事を見ていると、よく「インフォームド・コンセント」という言葉が出てくる。また少し前のことだが、旧文化庁の「用語に関する世論調査」によると、この言葉を見たことがあるとする人は四一％である。しかし、その中で意味がわかるとする人はわずかに十九％であった。そこで、民意に鋭敏な当時の厚生大臣（現在の小泉首相）は「もっとわかりやすい言葉を考えよ」と叫んだりした。しかし、この外来語の訳を探すことは難しく、かつて「説明と同意」「説明を受けた上での同意」また「説明・納得・同意」とかいろいろの訳語が示されたが、どれもしっくりしないので、そのままの英語の日本読みが使われている。

そもそも、この言葉は第二次世界大戦中にナチスが捕虜などを使って非人道的人体実験をしたことで、戦後の裁判でこれが厳しく非難されたことに始まっている。新しい検査法や治療法はまず動物実験でその効果や副作用を確かめるわけだが、最終的にはどうしても人間で試さなければならない。こうしなくては医学・医療の進歩はない。しかし、その必要性はわかるとしても人体実験に伴う危険性は避けられず、それは歴史が示している。そこで、ややもすると無知な人、弱者とくに捕虜とか囚人が実験に利用されがちで、西洋型の人権の擁護という精神から、欧米ではこれが厳しい非難の対象となった。

医学の進歩のためには人体実験（臨床試験）は必要だが、被験者の人権も守らねばならないというジレンマを解決するものとしてインフォームド・コンセントという考えが出てきた。すなわち、実験にあたっては被験者に行おうとする実験の目的や方法、とくにその危険性などについて十分に説明し、被験者の納得と自由な意思に基づく同意を得ることを不可欠としたわけで、この考えはインフォームド・コンセントと呼ばれ、とくに一九六四年のヘルシンキで行われた世界医師会の総会で採択され、以来、医の倫理として広く世界で認められてきた。

ところで、一九六〇年代後半になるとアメリカを中心に世界で公民権運動が激しくなり、それと共に医療の世界でも患者の人権尊重、患者の自己決定権が主張され、人体実験だけでなく日常の医療においてもインフォームド・コンセントが不可欠であるという考えが強調されるようになった。とくに訴訟の上でこれが重視され、医師は患者に十分な情報を与え患者の納得、同意を得たこと、すなわちインフォームド・コンセントを証明しないと、裁判では敗訴するということになり、このインフォームド・コンセントという考えは医師の間にも急速に普及し、わが国にも十数年前から波及してきた。

　これまでのように、医療のことはすべて医師に任せるのではなく、患者が医療上の決定をするわけで、そのために医師は患者に予め十分な情報を提供しなければならないというわけである。ともかく、医師は「患者さんによく説明をし、患者さんに納得してもらって、合意の上で医療を行う」ということで、こういうときわめて当たり前のことのようにも思える。

日本流のインフォームド・コンセント

ところが実際の問題となると、いろいろの問題が出てくる。例えば、医師が患者さんに十分よく説明するとしても、貴方の病気は重症でとても治らないとか、がんで余命幾許もないとか、事実であるにしても患者の生きる希望を失わせるようなことまで正直に知らせるべきかといった問題が起こる。また、患者が医療の決定をするとなると素人判断になりがちで、それでよいのかとか、また患者側は権利を主張し、医師側は患者さんから訴えられないように同意文書を取るといった形式だけ気にかけ、医療は心の通わない冷たいものになるのではないかといった危惧も起こる。

　上述したように、このインフォームド・コンセントという考えは西欧型の個人主義を基盤とした民主主義社会での人権という問題を背景にしており、どうもわが国にはしっくりしないところもある。とくに、多民族社会で、人権とか権利とかに敏感で医療訴訟の多いアメリカ社会とは日本の社会は異なったところがあり、インフォームド・コンセントといった医療の形態を尊重すべきものとしても、これは患者の人権云々というよりも、むしろ医師と患者との間のより良い人間関係、信頼関係を築く上で重要な原則であると考えるべきであるとする人が多い。「和魂洋才」、日本流のインフォームド・コンセントで行こうというわけである。（森岡恭彦『インフォームド・コンセント』ＮＨＫブックス、日本放送出版協会、一九九四年）

ともかく、日本人は中国から漢字を借用し、仮名を創り、とくに外来語には片仮名を使うといったことで、外来語の異物感を保持している。結局、外来思想は異物として認識しながら、その長所だけを取り入れてその思想を日本流に同化して利用しようというのがわれわれ日本人の特徴で、このインフォームド・コンセントについてもまさにこのことを物語っていて、適当な訳語が見当たらないのである。

手術承諾書

医師たちの間では、よく症例検討会が開かれ、また学会や研究会ではいろいろの珍しい症例が報告され後を絶たない。病気は千差万別でどんなに学問を積み経験豊かな人でも知らない病気も多く、またしばしば診療上の失敗をするものである。もっともそれだから臨床は面白いといえるのかもしれない。

こういったわけで、「患者は師である」ということがよく医師の間で言われている。医師は一人一人の患者についての経験を通じて多くのことを学んでおり、とくに自らの失敗はもとより、他人の失敗談は「他山の石」として糧となる。

ところで、外科医にとっては当然のことながら手術の成否が最も重大なことで、とくに手術による直接の死亡となると頭が痛く、これとの戦いが一生続く。いろいろの原因もあろうが、ともかく手術をしたという事実と死亡してしまった事実だけは確かで、医療のミスの有無は別にしても外科医にとっては最大の苦痛であることに変りない。

その中でも、とくに手術中に患者が死亡することは外科医にとって最も悲惨なことで、日本の外科医はこれをドイツ語で「auf dem Tisch ～机の上で～とか「Tischtod」～机上死、手術台上死～とか呼んでいた。ともかく、自分が手術している患者が目の前で死んでしまうといったこと位悲しいことはない。もっとも、最近では手術中の患者の全身管理が進歩して、一般外科の手術では auf dem Tisch はまずみられなくなった。

これとは逆に執刀中の医師がばったり倒れて、そのままあの世に行ってしまったということもあり、このような auf dem Tisch となると本人にはお気の毒ではあろうが外科医の本望かもしれない。

それはともかく手術は最後の手段で、どんな手術でも危険を伴う。そこで、最近では手術の前に患者さんにとくに危険性を含めてよく説明をして承諾書に署名あるいは押印していただくこと、いわゆるインフォームド・コンセントの実行が通例となっている。

ところである時、年配の病理の先生が黄疸のため入院された。肝臓の出口のところで胆管が閉塞して胆汁がうっ滞して黄疸が起こっていることがわかり、直ちに体外から針を刺して肝臓の中の胆管に細い管を挿入し、うっ滞した胆汁をこの管を通して体外へ流出させるという処置をした。この管を留置し、胆汁のうっ滞は解除され黄疸は消失し、一応はお元気になられた。検査の結果では、どうも胆管の閉塞はこの部のがんによって起こっていて、これを完全に切除することは難しい事がわかった。しかし、先生はこのまま一生にわたって管をぶらさげているのは情けないというので、少くとも胆管と腸を吻合する手術をしようということになった。手術がうまく行くかどうかということと、御高齢でもあり、また危険性も皆無というわけではなかったが、術者としてはそれなりの自信もあって手術に臨んだ。

ところが、手術の直前になって現れた若い受持医の一人が、けげんな顔をしている。

「昨夕、この大先生が来られて死亡診断書をくれというのでお渡ししましたら、こんなことを書いて持ってきました」と言う。死亡診断書を見ると自分の氏名を書き込んだ上で、死亡原因欄に、自筆で「auf dem Tisch」～手術台上死～と書かれている。要するに、俺は病理の医者を長くやっていて死体解剖もよくやった、外科医どもの失敗はよく見て知っている、死ぬのは覚悟の上だから、気にしないで十分にやって欲しいというメッセージのようである。もちろん、病理医としてのいささかの悪戯心かもしれないが、ここまで気を使っていただいては恐縮の至りである。

結局、手術は首尾よく終わり、折角の死亡診断書も不必要となり、先生はその後数年間は一応の生活をされた。

前述したように最近ではインフォームド・コンセントの重視、そして患者は契約書みたいな手術承諾書に署名をして手術を受けるというのが通例だが、この病理の先生の死亡診断書ぐらい明瞭で清々しい承諾書はなかった。

一諾千金

ある出版社の社長さんが「一諾千金」と題する書を書かれた。浅学非才というべきかも知れないが、「一攫《かく》千金」ならよく知っている、「一諾千金」とは聞き慣れない言葉である。早速内容を読んでみると、いろいろの人との出会いについて書かれており、こういう人たちとの人間としてのお付合いはお金には代えられない、そして一言「ＯＫ」といったことを守ること、すなわちお互いの信義が千金に値するというのが「一諾千金」の語意であることがわかった。調べてみると、この言葉の由来は古代中国の司馬遷の名著『史記』によっている。秦を攻略しお互いに争った劉邦と項羽の話はわが国でも有名だが、項羽の部下として働いた楚出身の勇将、季布という人がおり、彼は項羽亡き後、漢の高祖となった劉邦に許されて仕えていた。その頃、同じ楚の出身の弁論家で宦官と接触して権力者の紹介役などをしていた曹丘生という男がいた。季布はこの男を蔑視していたが、曹丘生もただ者ではなく、それを知りながら季布に会いに行く。「楚の人々のことわざに『黄金百枚をもらうより、季布からもらう〝よし〟の一言』というのがあります」と季布をもち上げて、自分を利用された方が得だと説き、結局は季布はそれに従った。かくして「季布のことばに二言はない」ということが有名になって、ますます季布の名声が高まったという。

お金よりも男の約束、お互いの信義が重要だということだが、信義を守ることは必ずしも容易でない。口約束をしても周囲の状況が変ったりして、自分の気持ちが動揺するのが凡人の常で、「そんなことを約束した覚えはない」ということで後に論争になることも多い。

医療の世界でも、かつては「一諾千金」、医師の方は「よし、わかった」といって治療を引き受け、医師と患者との間の信義とか信頼により医療が成り立っていた。ところが最近では、患者も医師も少しばかり邪悪になってきたのか、お互いの信用が薄れて、医療は民法上の契約だといわれるような傾向があって、前述のように例えば手術の前には契約書のような手術承諾書に患者さんや家族がサインあるいは捺印をさせられ、さらに麻酔、輸血、複雑な特殊な検査など、その度にいちいち承諾書が作られるといった世の中になってきた。要するに患者側の人権あるいは意思を尊重し医療を行うこと、いわゆるインフォームド・コンセントを文書にしておこうということである。この考えは、紛争が起こると何でも訴訟の場で解決しようとする国、アメリカを中心に起こってきたもので、義理、人情を重んずるわが国のようなところでは馴染まないところがある。しかし、最近では日本でも医療訴訟が増加してきて、医療者側も防衛策として、こういった承諾書を取らざるを得なくなってしまった。こうなると心の温まる医療とか、ふれ合いの医療といったことが後退し、医療者側と患者さんの間の関係は冷たいものになって行くのではないかと心配される昨今である。

とくに、マスコミは弱者救済、患者の人権の擁護ということで、事あるごとに医療者側を攻撃し、こういった傾向はますますエスカレートしてくる。もちろん医療者側として反省すべき点があるにしても、これでよいのか悩まされることもしばしばである。

人権の表と裏

ところで、一昔前、東大名誉教授で憲法学者の樋口陽一氏に『人権』（三省堂、一九九六年）という書をいただき、拝読したことがあるが、人権と一言でいってもいろいろの考えがあり難しいものだと今更のように感じさせられた。

確かにわれわれ日本人は、第二次大戦後、西洋流の人権尊重を憲法に示し、曲がりなりにもそれを守ってきたといえるが、そもそも権利という言葉は明治時代に日本人が創ったもので、英語の right、フランス語の droit、オランダ語の regt の訳語で、いずれも「正しいこと」、「当然のこと」という意味で、力、権力とか利益といった意味はない。当時、福沢諭吉はこれを「通義」と訳したが、一般大衆が right（権利）、特に human right（人権）に目覚め、これを権力者、支配者から獲得するに至った西洋の歴史から、後になって「権利」という訳語に変わってきたようで、どうも西洋人のいう right と日本人がいう「権利」という言葉との間にはいささかの違いがあるように思われる。

また、現在世界をリードしている人権尊重という考えも欧米流の考えで、イスラム教諸国では異なった考えがあり、また二十年ばかり前に起こった中国での学生運動、いわゆる北京事件の政府による弾圧について、アメリカが盛んに人権問題を持ち出すのに対して、「民衆を飢えさせないことこそが人権だ」と中国政府は反論している。中国流の人権という考えがあるということである。また、とくに樋口氏は「こと挙げをせず」「まわりと溶けあって」「持ちつ持たれつ」やってゆくくらしの方が、自分自身のものの考えや信条にこだわって生きるより「人間らしい」と考える人は少なくないはずである、と述べている。ここで私も考えさせられてしまった。

◇「バカ」になろう

昔、パリの病院に留学していた時のことだが、手術中に何か気に入らないことがあると教授は「メルドゥ～ Merde !」とか、さらにひどく御立腹の折には「サロー～ Salaud !」とさかんに叫ぶので、この罵言は語学の学校では教えてくれなかったがすぐに覚えてしまった。日本語でいうと「こん畜生」とか「バカ野郎」というわけで、先進国といってもどこの国でもこういった言葉が幾つもあるようである。

日本では、東京や関東では「バカ野郎」「バッキャ野郎」、大阪や関西では「アホウ～阿呆」「アホカイナ」ということが多いようで、関東の表現の方が関西の表現に比べてきつい。昔から江戸の華は喧嘩に火事と相場が決っていて、江戸っ子は威勢が良くて喧嘩早い。「アホカイナ」では喧嘩にならない。そこで、こういった罵言にも東西の気質の差が出てくるということであろう。

また、かつてワンマン首相とされていた吉田茂氏は、議会で「バカ野郎」と叫んだことで自ら首相の座を降り、議会を解散させ、これは「バカ野郎解散」といわれていた。事の是非は別にして、こんなに元気で威勢の良い首相は今では望むべくもない。皆が紳士になったというわけだろうか。

ところである時、胆石症のために胆のうの摘除手術を受けられた知事さんにお会いしたことがあり、知事さんはこういった手術患者を集めて「無胆会」という会を催しておられるという話をされた。

胆のうは肝臓の下面に着いていて、肝臓から出ている胆汁を貯めている袋状の組織で、動物が食物を摂ると、この袋は収縮し、内容の黒色の胆汁を胆管を通して十二指腸に排出する役を果しており、十二指腸内に排出された胆汁は食物の消化作用に役立つ。このように胆のうはいわば胆汁の貯水池みたいなもので、これが無くても胆汁は肝臓から十二指腸に流れ込んでいて障害が起こらない。また胆のうは貯水池と同様、その流れが淀んだりすると汚くなり、そこに胆石が発生する。最近では五十歳以上の都会人では十人に一人か二人は胆石を持っているといわれている。また、動物ではもともと胆のうが無い種も多いが、熊では「熊のい」として胆のうは薬として珍重されている。この場合「い」は「胃」ではなく胆のうのことで、その内容の胆汁が薬（おもに胃ぐすり）として使われているわけで、熊では胆のうが無いと困る。

ところでこの知事さんは「私たちは黒い石（胆石）をお腹の中から取っていただいたので、皆、腹黒さはない」ので、この無胆会をやっている、しかし残念なことに「お互いに肝胆相照らすことが出来ませんが」とおっしゃる。たまたま同席していた解剖学の教授が、すかさず「象は胆のうがありません。皆さん御長命のことと思います」と付け加えた。そこで止めておけば良かったのだが、さらに彼は続けた。

「知事さん、あの……鹿も馬も胆のうが無いんです」

教授はあえて「馬と鹿」と言わず「鹿と馬」といわれたところは奥ゆかしい。

そもそも「バカ」という言葉は梵語の「莫迦」すなわち「無知」に由来するもののようで、「バカ」の漢字として馬と鹿が選ばれていることには馬も鹿も大いに不満に違いない。

ともかく「馬鹿野郎」に限らず、「馬鹿につける薬はない」とか「馬鹿は死ななきゃ治らない」とか、世の中の馬鹿とか無知に対する風当りは強い。しかし、一方では「馬鹿も鋏も使いよう」、また「知らぬが仏」という具合に、必ずしも馬鹿とか無知が悪いわけではなさそうである。とくに人間は、あまりに物事を知り過ぎると、返って不安にかられ平静心が失われ、不幸だということもある。

江戸の中期の学者として有名な荻生徂徠は当時の儒学、朱子学を中心とする思想界に新風を吹き込み、「学問は現実社会に利益還元されねばならない」とし、幕府の政策にも影響を与えたことで知られている。徂徠が六十四歳でこの世を去った時、弟子の一人の太宰春台は古い諺を引用し「思慮の人を害ふこと酒色よりも甚し」と述べたという。すなわち「頭の使い過ぎが生命を縮めるのは酒や女色よりも甚しい」ということで、万事、何事につけ「過ぎたるは及ばざるが如し」というわけであろう。こう考えると凡人もほっとする。

また、十八世紀最大の哲学者、ドイツのカントは、四十歳の頃、「私は物を知らない庶民を軽蔑した。しかしルソーが私を正してくれた。このまやかしの優越性は消えてなくなり、私は人間を尊敬することを学んだ」と自己反省をし、以後、この考えは彼の思想に大きな影響を与えたとされている。

これまでも述べてきたように、近年、医学・医療の世界でインフォームド・コンセントが叫ばれ、従来の「お任せ」医療が批判されてきている。すなわち、患者は医学については素人であり、医療は専門家である医師に任せた方が良いとするこれまでの医療形態を止め、患者によく説明をして納得の上で医療を行うという考えが強くなっている。そして医療情報の開示とか一般人向けの医学書の氾濫ということで患者の方はあまりにもいろいろのことを知り過ぎ不安になっている。また医師の間でもとくに専門外のことはよくわからないことも多く、まして患者が正しく医療について理解することが出来るのか疑問もある。しかし、専門家である医師からみると全く無知と思われる患者でも決して軽蔑すべきでなく、人間として尊敬すべきであるというカントの言葉を医師はもう一度考えてみるべきであろう。

要するに、知識に溺れず、馬鹿になろうということも必要であろうが、これが意外に難しい。

◈「生命はお金に代えられない」としても

ある年配の社長さんの車に同乗して利根川の傍らを通りかかったことがある。社長さんは「若い時にはずいぶん無茶をやったものだ」とおっしゃる。「ともかく飛行機に乗るのが好きでね。あそこの橋桁の下をくぐり抜けたこともあるよ」とニヤニヤされる。昔は危ないことをやったものだということだが、その快感は今でも忘れられないようにみえる。

ところで、こんな話はよくあるもので、一九一九年、フランスの飛行士ジュール・ヴェトリエスは、当時、パリの六階建てのデパート、ギャラリー・ラファイエットの屋上に飛行機を着陸させたとか、同年、シャルル・ゴドフロアは上司の処遇についての不満から愛機を操縦して凱旋門の下を通り抜けたといった話を読んだことがある。ともかく、こんな危ないことをやる人が後を絶たないのがこの世である。

登山などもこの部類で、一時期、「娘さんよく聴けよ、山男には惚れるなよ、山で吹かれればよう、若後家さんだよ」といった歌が流行したこともある。「山があるから登る」といっても、冬山では雪崩は付きものだし、岸壁を登れば転落事故も起ころう。しかし、それでも山頂を極めれば、その快感は何物にも代えられないというところであろうが。

また、オート・レース、ボクシング、ハング・グライダーとかいろいろ生命の危険を伴うスポーツは幾つもあるし、さらに旅客機や自動車には危険は付きものだが、われわれはその便利さを優先して生活の上でしばしば利用している。人間は、ただ生きているだけでは満足せず、多少の生命の危険を伴っても生活の便利さや快適さを優先させるし、また快感とか夢を求めなければやって行けないところがある。

こんな世の中で、医師は、人命は尊い、人の命を助けようと、そればかり考えて仕事をしている。ところが、患者の方は医師に診てもらうとなると日常の不摂生はけろりと忘れて神妙にはしているが、それでも訴えがとれない、病気が治らないとなると一転して「やぶ医者」「誤診」「医療ミス」とわめき、訴訟にでもなると、生命に値段がつく。

また前に述べたように、最近では患者の生命、健康を保障する医療保険制度は財政危機に陥り、医療に投じるお金に限界が見えてきて、現実的には人の生命も金次第という時代になってきた。「生命はお金に代えられない」貴重なものであるとしても、いろいろ考えると必ずしもそうではないといわざるを得ないのである。

◆満足した豚と不満足なソクラテス

人は生きている限り何らかの不満を持っているし、とくに病人ともなればなおさらのことである。そこで、病院には、不平、不満がうようよしている。また最近では不平、不満をすぐに口にする人が多いので、その声が院長のところにも押し寄せる。大抵のことはとりとめのないことだったり、またとても解決出来そうにない問題なのだが、院長の方はこういった声を聴くことも仕事の一つとなっている。

そもそも人は誰もが幸せとか快楽を求めるわけだが、これはそう簡単に手に入らないし、とくに皆が幸せになるというわけにもいかないのがこの世である。また一方において、不平、不満がなければこの世の進歩は止まってしまう。しかし、一言で不平、不満といっても、時には取るに足りないものもあるし、そもそもすぐに騒ぎ立てる人と、よくよくでないと黙っている人がいて、どちらかというと寡黙の人の不満の方が恐ろしい。

ところで、十九世紀のイギリスの思想家で功利主義者として有名なジョン・スチュアート・ミルの言葉に「満足した豚であるより、不満足な人間であるほうがよく、満足した馬鹿であるより不満足なソクラテスであるほうがよい」というのがあって、かつて、大学の総長が卒業式の訓辞として、この言葉を利用し「肥えた豚であるより痩せたソクラテスであれ」と述べ、話題になったことがある。

この言葉は少し難解だが、ともかく知性のない人間が身を委ねる満足とか快楽は低級なものでしかない。知性があり豊かな天分を持つ人は自分の求める幸福がこの世で不完全なものでしかないと感じるもので、また悩みも大きいに違いない。しかし人間は、不完全さを持つ、さらにより高級な善を感じる方がましで、こういった人は不完全さが忍べるものである限り忍ぶことを習得できる、というのがミルの考えである。

ともかく、人であるかぎり不平、不満を持つ。それはやむを得ない。しかしそれを発言するからには責任がある。そこで、無反省に不満を申し立てるのでなく、少しは頭を働かせて不満がどうして起こってきたのかその要因を分析し、またどうすれば解決するだろうかといったことを考え、その上で発言するようにしたいものである。

◆生業と天職～働いても仕方ない～サラリーマンの悲劇

「プロとして銭を稼げる選手にならなければいかん」とよく口にしていたプロ野球の監督がいた。プロフェッション・職業といえばまず、銭を稼ぐ「なりわい（生業）」あるいは「よすぎ（世過ぎ）」ということが大切であることはいうまでもない。また近年のように社会機構が複雑化し、また仕事の専門分化が進んでくると、各個人が、それに応じた対応をする必要が起こってくる。すなわち、専門家としての何らかの腕を磨いて銭を取れる実力を持つことが大切である。

しかし、このような生活のためのお金稼ぎといった面以外に、プロには人間社会に対して果たすべき役割があり、ややもすると銭稼ぎだけに熱中しがちな人間に対して、しばしば警鐘が鳴らされ、話題になる。ともかく職業には社会的な貢献といった一面があり、倫理がある。そして職業は天から命じられたもの、天職であって、人間は職を通じて隣人の幸福のために尽くさなければならないという責務があり、またそこに生きることの意義がある。すなわち、単に自分自身の生活維持のための銭稼ぎではない。そこで、生活の手段としての職と社会的使命あるいは天職といったこととの間に葛藤が起こる。

とくに僧侶、医師あるいは教師などの職業は聖職とされ、報酬の問題は二の次で、社会的な貢献や、あるいは社会的使命がより重視されている。わが国でも、昔は僧侶、医師、画工といった人たちは「方外」すなわち世俗の外の人間とされ、坊主頭であった。そして仕事の報酬は要求するものでなく、御布施とか喜捨、あるいは現代流で言えばチップといったものが主な収入で、金銭のために働くことは非難の対象とされてきた。とくに医師は患者の生命に直接関係のある仕事に従事していて、何時の世でも医師を戒める箴言や心得が語られてきた。

幕末の頃、緒方洪庵らがその内容に感銘し、それを訳し、当時の蘭方医に広く読まれたフーフェランドの書には「病者を見てこれを救おうと欲する情意こそが医術の源である。この心を以て本とせよ。他人のために生きて、自分のために生きない。これが医業の本体である。ゆえに安逸・利益・快楽を捨て、自分の健康や命さえも顧みず、名誉さえ投げ捨てて、他人の生命健康を救うということの貴い目的に従事せよ……純正篤行の人だけが医でありうるのであって、そのような人だけが医療において幸福を見出だせる」とあり、これは医戒として有名な言葉である。すなわち、自己犠牲に基く他人への奉仕精神が強調されており、それがまた本人の幸福に繋がるということで、当時の蘭方医の教訓としてこの書は高く評価されていたという。

しかし、現実の社会では多くの医療機関は経営赤字の解消に躍起で、医師会は医療費の値上げを要求し、また看護師などを中心とする労働組合はストライキなどの手段により待遇改善を要求するし、万事がお金の世の中である。また患者の方も権利を主張し、不満が起こると医師を訴えるといった世相で、やれ聖職だとか奉仕だとか言っていると、プロとしての生業も危うくなるといった状況である。こんな世の中で、とくに赤字病院の院長の方は「もっと頑張って欲しい」と先ずは医師たちに要求する。すると「何でこれ以上働くのか？　働いたって仕方ないのじゃないの」とかで、「働くにしても夢がない」といった不平不満が出てくる。こうなるとサラリーマンの悲劇である。そこで、院長は働けば何らかのメリットがあるような方法はないものかと考える。この場合、最も手近なのはお金であるが、そもそも国公立とか公的病院では年功序列による給与体系が決っていて、余計な給与を払うわけにはいかないし、また働き具合の評価をどうするのか考えただけで諦めてしまう。

そこで、院長は前述したフーフェランドの医戒を思い出す。「皆さんはそもそも何のために医者をやっているのですか」「何のために生きているのでしょうか。これが問題ですね」と反問することになる。

ともかく医業に限らず、どんな職業にも生活の手段と共に社会的役割、そして個人としてそこに生きがいを持つといった二つの面があり、これは光と陰のように表裏一体をなしていて、この両面の調節が問題で、そのバランスをとることが重要であろうが、あまりにも物質的な価値が尊重される現代において、とくに職業の持つ社会的な意味や生きがいといったことをもう少し考え直してみる必要があろう。

ところで、もう数年以上前のことだが、ある大学の教授が『大学教授になる方法～実践編』

（青弓社、一九九一年）という書を出版され、その書名に誘われて読んだことがある。

読んで見ると、まず大学教授に向くタイプの人とそうでない人がいる。また人間関係が大切であるとか、時間、金、体力さらに友人、面倒見、非けち、また自尊心、忍耐力、平常心が必要だとか述べられており、一般の人が読むとこれでは自分はとても駄目だと思うに違いない。

しかし、その内容をよく読むと、その多くのことは何も大学教授に限ったことでなく、どんな職業の人にもいえることではないかと思われる。とくに面白いのはモラトリアム（猶予期間）人間という考えである。かつては働くということは人間の使命、美徳で、働かざる者食うべからずということであって、自由時間すなわちレジャー（余暇）は労働のためのエネルギー補給で、労働に従属するものであったのが、近年ではそれ自体が意味を持つ時代になった。とくに大学という所は、そもそもこの自由時間をどう費やすかという場でもあって、これがなかなか難しい。このモラトリアム人間とは高知識、高技術を習得し、これを活用できる人間たるべく努力をする者で、強制されずに自発的に、しかも目前の目標がなくとも進む人間だとする。

結局は学問といわず、仕事が好きである、趣味であると思ってやり過ごせることが一番素敵だということで、医業でも他の職業でもその通りだと思うのだが。

◆患者さま

最近では、病院に行くと名前を呼ばれる時に「○○さま」といわれる。いつの間にか「患者さん」は「患者さま」に昇格した。これは医師同士の学術集会、学会発表などの場にも波及し、とくに若い医師たちは、患者さまがそこにいないのに、「患者さまは○○歳の男性で……」といった発言をする。こうなると年配の医師は黙っていられない。広辞林を見てみよ。「さま（様）は遊里の女性がお客に使った言葉」でもあるとしている。「○○さま」といって、お客さんをいい気にさせて、お金を頂こうという魂胆である。こんな言葉を使うのはけしからん。「○○さん」でなぜ悪いのかというわけである。もちろん病院で「○○さま」といわれれば「気持ち悪い」という患者さんもいる。しかしこういう言葉は使いつければそれなりに定着してしまうし、ともかく患者さんを大事に扱うという精神を医療従事者に持ってもらうためにでも「○○さま」でもいいのではないかというので「患者さま」はまかり通っている。

また現政府はアメリカ一辺倒で、規制緩和という標語の下で医療の合理化・効率化、病院の株式会社化、混合診療の容認といったことを推進しようとしている。要するに全てがアメリカの言いなりで、またお金、経済優先というわけである。そこで、そのうちにライブドアのホリエモンさんではないが、アメリカの資金が日本の医療分野に流入して、「患者さま」からお金をいただき利潤を上げようという「○○株式会社、○○病院」が続々と設立され、その看板が街に目立つようになる。こんなことは思い過ごしであるかもしれないが、政府のやることを見ていると心配である。

もちろん医療にも経済的問題は無視できない。しかし経営の合理化・効率化とかばかりを考えることは危険なことで、その付けは「患者さま」に廻ってくる。政治も人間愛とか相互補助といったことをもっと重視すべきでなかろうか。

◈制服と看護婦（師）の帽子

ある朝、婦長（師長）さんがやってきた。今朝はいつもより勢いがない。「先生、看護師の被っている帽子ですが、あれは止めたいと思いますが。働くのに邪魔ですし不潔です。長く被っていますと頭が禿げてきます。」年配の婦長（師長）さんは自分の頭を擦りながら言う。

看護婦（師）さんは世界どこでも白衣と帽子姿というのが普通のことだが、なぜ帽子を被っているのか？　改めて考えてみた。西洋ではそもそも病院は施療の施設として発生し、教会が管理していた。中で働く人は尼さんなどのボランティアであった。この尼さんの衣装、その被

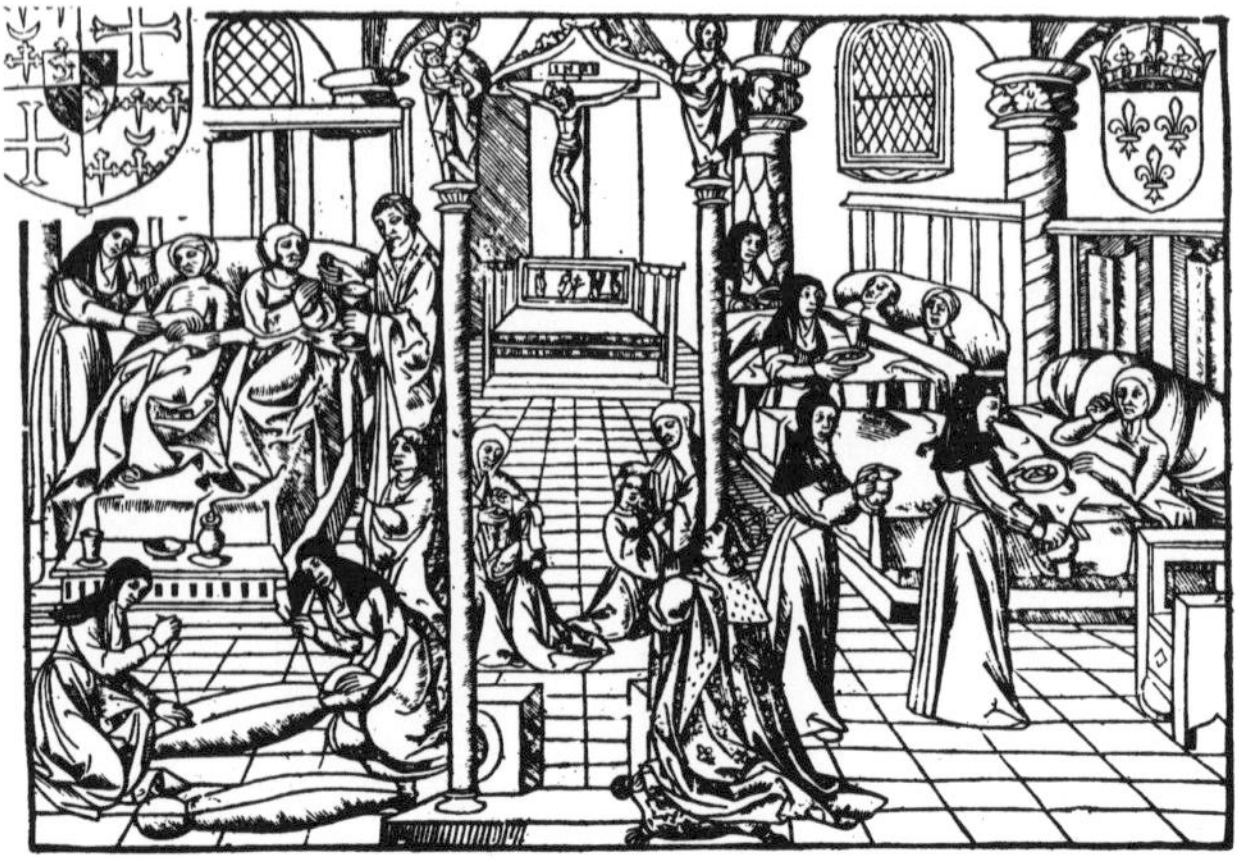

16 世紀、パリの最古の病院オテル・デュー（Hôtel Dieu）の内部（木版画）
働いてる尼さんたち

りものが今の看護師さんの制服や帽子に繋がっているようで、帽子はいわば聖職としての看護職のシンボルといえよう。そして、かつてはどこの看護師養成学校でも学生が臨床実習に入る前に戴帽式が行われ、暗闇の中を学生たちはキャンドルを持って歩み、先輩の看護師さんから、一人一人帽子を頭に着けてもらっていた。この戴帽式は厳粛でまた幻想的な雰囲気もあって、学生は「これから看護師になるのだ」という決意を新たにする儀式として評価されていた。しかし残念ながら最近ではこの戴帽式も不評で次第に廃れてきている。要するに「聖職」だとか「奉仕の精神」という考えが薄れてきたということで、その象徴というべき看護師の帽子も無用の長物だということになってきたといえよう。しかしわれわれの年配の人にはいささかの抵抗もある。「働きやすさというなら、ショートスカート、ホットパンツもいいんじゃない」院長は婦長（師長）さんの二つの胸の隆起をちらりと眺め、良からぬことを考えたりする。

そもそも制服とは何だろう。まず学校の制服となると制服で所属の学校がわかる。自衛隊、警察官などではこれで職種が認識されるし、制服がないと困る。また病院などの組織でも制服によって職種がわかる。病院でもしも制服を止めるとなると、医師も看護師も事務員も見分けがつかなくなる。こう考えてみるとこの制服の効用は大きいといわざるを得ない。また制服はその職業のシンボルでもあって、白衣の看護師さんに憧れるとか、かつて私など若かった時代には粋な海軍兵学校の制服に夢を抱き、近所の女学校の生徒の制服姿に仄かな慕情を覚えたりしたものである。

ところで女学校の制服にはどういうわけか未だにセーラー服が多い。このセーラー服はイギリスの海軍兵士の制服からきたもので、面白いことに今の女子生徒の制服の襟にもイギリスの海軍の制服と同じ三本の線が入っている。この線はもちろん装飾であろうが、そもそもイギリス海軍（世界？）の三大海戦を意味しているのだともいわれている。現在、日本の海上自衛隊も同じようなセーラー服を制服としているが、襟の線は一本で、これはさしずめ日本海大海戦ということになろう。ともかく日本の女学生が海軍の戦勝を宣伝して歩いているようで、そんなことを思うとなにか面白い。

◆例え話や諺の効用

われわれのような外科医は万事について単純・明解を好むところがあり、相手がくどくどと話しているのを聞いていると「ところで君、結局何なの」と結論を急がせるのが常である。外科医として、ばっさり身体を切って手術をやってきた間にそうなったのか、あるいはもともとそういう性格の人が外科医になるのか、その辺はよくわからないが、ともかく物事が単純、明解に動かないといらいらする。

ところが政治家の答弁ではないが、とくに偉そうな人はわれわれからみるとどうでもよいことを長々と述べたり、よくわけのわからないことをいったりし、肝心なことになると矛先を変えたり、ほとんど話をしないといった人が多い。老獪ということかもしれない。

また、何事につけても難しい単語を並べて説明し、かえって話をわからなくする人もいる。偉そうなことを述べているようなのだが、よく考えてみると大したことでなく、ペダンティックな弁舌上の技巧の臭いがプンプンとする。こういうことを得意としている売れっ子作家のT先生を捕まえて「お前さんは、やさしいことをかえって難しくしているんじゃない？」と聞くと「もともと難しい事には難しい説明が必要なんだ。表現形式と表現内容が一致するのが理想である。難しい内容は、同じ難しさの程度をもって表現されるべきで、難しいことをやさしくいうことは一種の詐欺だ」というそっけない返事が返ってくる。こうなると禅問答のようなものである。

また、単純・明解という態度をとっていると攻撃の的が絞りやすくなり、結局はこちらが損をすることが多い。また「お前の言うことは間違っている」とか「おかしい」ときめつけると相手を傷つけたり、その場を白けさせたりすることもあろう。

少し前のことだが、当時、証券会社から不当な利益供与を受けたことで起訴された代議士さんがいて、初回の検察側の陳述の内容が新聞に出ていた。議員さんの態度についての説明として「選挙に出ようとすると金がいる」「僕は大蔵出身、親しい役人は大勢」「確実に儲けさせて下さいよ」という見出しが載っていた。なるほど、この説明は単純・明解でわかりやすいが、こう表現されると身も蓋もない。

ともかく、事によっては単純・明解が良いとばかりともいっていられない。ものには味がなければいけないし、言葉には蘊蓄《うんちく》がなければ説得性に欠ける。そこでアレゴリ、すなわち例え話、比喩とか故事、寓話、諺の引用が必要となってくる。

とくに文学作品では「例えば……のような……」といった比喩、直喩がよく使われ、その場の状景や雰囲気がうまく表現され、読者をその世界に誘いこむ。こんな直喩が目立つのは横光利一とか三島由紀夫の作品で、直喩が乱発されていて煩わしさも感じるし、また西洋文学は元より漢詩や中国の故事に精通する大家の作品となると難解な比喩、直喩も多い。例えば序文でも触れたが、夏目漱石の『草枕』の岩波文庫本では一六〇頁の本文に対して三〇〇項目以上についての注が付けられている。例えば画家の主人公が湯船に浸かっている。温泉宿の出戻り娘が裸体で現れる。その様を「片鱗を溌墨淋漓の間に点じて、虬竜（蛇に似た怪獣）の怪を、楮毫（紙と筆）の外に想像せしむるが如く、……」と述べているが、こんな表現がいたるところに見られ、とくに現代の人には難解に過ぎる。

またある人が三島由紀夫の代表作で『豊饒の海』に「数珠を繰るような蝉の声」という比喩がどこかにあったということを思い出し、最初のページから読み直したが、なかなか見つからない。最後のページにあった。結局、この長編小説を全部読んでしまったという。七月の末のこと、蝉の鳴くお寺という状況からすると、この直喩はなにか相応しいものかも知れないが、考えてみると、数珠をどのように繰れば蝉の鳴き声が出るのか凡人には理解できない。こういった作者はわれわれとはどこか違った感性を備えているのかもしれないが。

作家以外にも例え話や故事などをよく使うのは政治家で、小泉首相も首相就任時に「米百俵」と言って人気があった。飢餓に瀕した長岡藩に米百俵が送られてきた。藩主はこれを分配しても一時期の飢えをしのげるだけだ。お金に換えて人材養成のために使おうといって学校を創った。飢えより教育が大切だという故事を持ち出したのだが、その後の首相の行動を見ると、財政改革、経済優先に熱心で国立大学の独立法人化などを進めるだけで、お金を出して教育を重視した政策を断行しているようには思えない。故事を使って国民の目をそらしてきただけで油断できない。こんな具合に例え話は人を煙に巻くといった効果もある。

◈挨拶・祝辞

日本人は何か会を開くと挨拶や祝辞を聞くのが好きである。一般的には西洋人の方がわれわれよりおしゃべりだと思うが、西洋の会合、とくに宴会では挨拶など聞いたことはない。要するにこれは日本特有の風習のようだが、奇妙なことに「巧言令色鮮仁」の本場、中国人も会合では挨拶好きである。「尊敬する○○会長、尊敬する○○先生……」で始まる挨拶は日本人顔負けである。しかし、この尊敬する○○会長……という言葉は英語でいうDear…に当たるものだろうが、日本語としてはどうも気になる。

ともかく、日本に住んでいる限り、この挨拶にお付き合いせざるを得ない。とくに院長とか校長、社長とか長の付く人は至るところで挨拶させられる。そしてわれわれのような病院の院長は三月から四月上旬が大変な時期で、退職者、新任者への挨拶と歓送迎会での挨拶、関連する看護師の学校での卒業式、入学式の挨拶とさらに謝恩会での挨拶など、ともかく十数回以上は挨拶をさせられる。また同一のメンバーが同席することも多く、その度に挨拶の内容を変えなければならないといった苦労もある。

また、少し改まった会ともなると、挨拶文を予め書いておき、それを読むという几帳面な人も多いが、形式的で面白いわけはない。偉い人の挨拶はそんなもので良いのかもしれないが、私などは面倒くささもあって、原稿なしの行き当たりばったり、アドリブの挨拶に徹することにしている。どちらが良いのかわからないが、臨機応変にやっているとしばしばドジを踏むことがあって、他人に勧める気はしない。ある大学の入学式、新入生への来賓祝辞というので「皆さんは難関を突破して大学に入られたのだから、自分から進んで勉強しなければ意味がありません。勉強がいやになったら、さっさと荷物をまとめて退学した方がよろしい……」と話したことがある。後ではっと気が付いた。これは新入学生に対する祝辞としてはどうもおかしい。後の祭りである。しかし、喜んだのは多くの先生方だったらしい。ある時、私がこんな調子の挨拶をした後に、几帳面な人が挨拶に立たれた。この人は予め墨で挨拶の内容を書いたものを持参されていたが、私の話を聞いて、それを懐に戻され、原稿なしで挨拶された。もっとも、部下が書いたものだったのかもしれない。私としては少し申し訳ないような気もしたが、その方が素直で形式張らずに良かったように思われた。

ともかく、原稿を書いてきて読むといった挨拶はあまりにも形式的で、しかも前の人の挨拶と大同小異ということも多く、止めた方が良いように思う。とくに気に入らないのは大臣などの偉い人がよく使う代読である。「大臣は国会の公務で出席出来ませんので、私が代読いたします」ということが日本ではきわめて多い。御本人が出席出来ないのなら止めにしたらどうであろうか。もっとも、結婚式とか祝宴とかにやたらに政治家が顔を出すというのも、側でみている人にとってあまり気分の良いものでない。それにしても挨拶にかけては政治家が最もうまいことは確かである。

また、いくら原稿もなく、臨機応変、当意即妙といっても、やはり話の内容や文脈については予め頭においておく必要があるわけで、挨拶の前にはどんなことを話そうか考える。しかし、無原稿だといざという時に忘れてしまって、話がギクシャクしてしまうことも多い。ともかく、参会者に興味を持たれるような教訓話を考え、古来よりの名句、名言、格言はもとより、かつて感激した事、他人から聞いた話、最近読んだ書物の内容などから選んで話の筋道を組立てる。とくに近々催された会での気のきいたスピーチから得たネタを使うのは手取り早い。

また「愛、運、縁、恩」、アイウエオを大切にしましょうとか、また看護師の卒業式では看護の現場では「ホウレン草」～報告、連絡、相談を守っていきましょうといった語呂合わせといったものがよく使われるが、あまり有名となると聞いている人も二番煎じと白けてしまうので、場所を選ぶ必要もある。

それでも院長となると人の前で挨拶をせざるを得ないことが多く、とくに堅苦しい場での挨拶となると、結局はその場にふさわしい格言とか諺を引用することになる。ところがこういった格言とか諺もそのいわれを知ると気になることがある。

「人間は考える葦と言われています。しかし行動をしなければ何も得ることはありません。昔からイヌも歩けば棒にあたると言われています。考えるだけでなく、いろいろと行動をして幸せをつかんでいただきたいと思います。」こんな挨拶はそれなりによくわかる。しかし「イヌも歩けば棒にあたる」という諺は、そもそも余計なことをすれば痛い目にあうということで、おかしな気もする。ただ現代では逆に動き回ることで幸運に出会うことがあるという意味で使われているわけだが、どうも気になる。

また「初心忘るべからず」という格言もよく使われており、私も時々この格言を口にしてきた。「仕事や学問を始めた頃の素直で新鮮な、ひたむきの気持を忘れず、常に謙虚さと情熱を持って事に当たることが大切だ」というわけで、これは能を確立した世阿弥の言葉だとされている。しかし、文化研究所の先生のお話では、世阿弥の言う「初心」とは初心者の精神ではなく、初心者の芸のことで、初心者の特徴である動作の大きさとか新鮮な芸というものを大切にしようという、いわば技術論だという。

ともかく、挨拶する方はどうせ話をするのなら何か役に立ちそうなこと、聞いている人に印象を与えるようなことを話そうと考えるわけだが、もう一つ、聞いている人にとって困るのは長丁場の挨拶である。年をとって、少しボケてくると昔の思い出話を中心に、長々と挨拶する人が多く、宴席ではご馳走を前に皆がいらいらさせられる。度重なると周囲の人も気になって、親しい人に忠告してもらうということにもなるが、こういう人に限って反省の色がなく効果はない。しかも挨拶をさせないとヘソを曲げるから厄介である。

「己が欲せざる所を人に施さず、わが才能をほこらず」ということであろうが。

◈数の話

古池や蛙飛びこむ水のをと～蛙は単数か複数か

病院長となるとやれ経営だという昨今の趨勢から数字・数値に振り回される。しかしどうも医師は数字に弱い傾向があるし、どだい医師はお金の計算よりは良き医療を提供することが大切だというので、やれ経営だとかお金だとかいうことに抵抗感を持っていて、医師でもある院長も数値のことで悩まされる。

ところで松尾芭蕉の俳句に「古池や蛙飛びこむ水のをと」というのがあり、誰もが知っている。私などはてっきり蛙は一匹だと思っていたのだが、蛙は複数で、ドボン、ドボンと飛びこんだ様を芭蕉が詠んだのだという説もあるというので驚いたことがある。古池となれば一匹の方がふさわしい気もするが、蛙は池の側に群がっていることも多く、人の足音にびっくりして何匹かが池に飛びこんだとしてもおかしくない光景である。蛙は一匹か複数なのか結局は芭

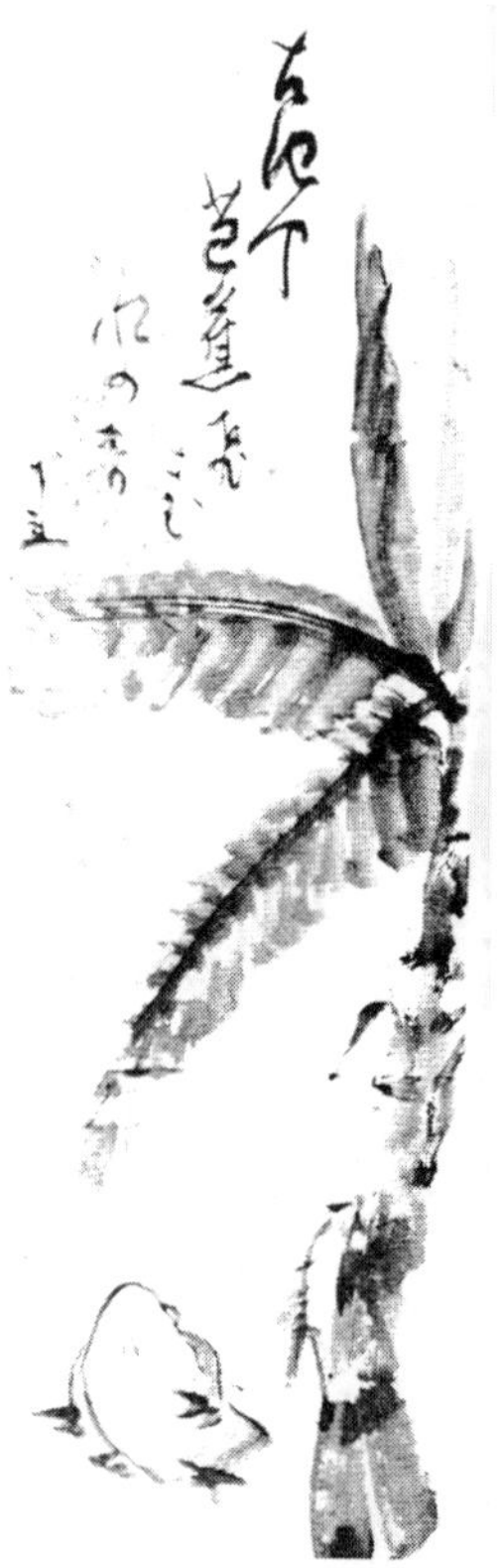

「古池や芭蕉飛びこむ水の音」（仙崖）
〜蛙は一匹である
仙崖禅師（1750 〜 1837）は江戸時代後期の博多、聖福寺の僧で多くのユーモア溢れる戯画、書を残した。この句は有名な芭蕉の句をもじった句の一つである。

蕉に聞いてみないとわからないことだが、複数の蛙としてもそれはそれなりにその風情も悪くない。

また、論語に「有朋自遠方来、不亦楽乎」という有名な言葉がある。これも「朋《とも》有り、遠方より来たる、亦《ま》た楽しからずや」と日本語で詠ませているが、「朋有り、遠く自《よ》り方《ならび》来たる……」とも読めるという。要するに朋（友人）は一人だというわけでなく、何人かの友人たちが連れだって遠くからやって来る様子を考えると、この方がより嬉しいといえるかもしれない。

このように日本語や中国の言葉では西洋の言語のように名詞に単数と複数の区別がないし、またそれに伴う動詞の変化もないので、単数なのか複数なのかわからないことが多く、前述したような問題が起こる。

日本語にも我々とか私たち、子供たち、あるいは人びと、家々、山々といった複数を示す表現もある。しかし、川々とか草々とはいわないし、学校とか病院とかいった多くの名詞の複数形を示す言葉がないといった不自由さがある。また子供たちなど「たち」といった場合、それには子供以外の人が加わっていることも考えられるし、さらに「私など」とか「君ら」といった場合、これは必ずしも複数を示す言葉でなく、親愛の情とか軽視、卑下の意味で使われていて、西洋の言葉の複数形とは基本的に異なっている。ともかく、われわれ日本人は「蛙は何匹か?」といった数の問題については厳密に考えようとしないし、日頃の会話でもあいまいな表現で済ませている。

ともかく、名詞には単数と複数があって、それをはっきり使い分けている西洋の人たちには奇妙に思われるに違いない。第二次世界大戦が終わった時、「単数も複数も区別出来ない日本人は戦争に勝てるわけはない」とアメリカの言語学者が言ったという話があるが、デカルトの名前を引用するまでもなく、合理主義を旨とする西洋人に比べ、われわれ日本人は言葉に限らず数値に弱く、また「この世には数字では表せない、割り切れないことが多いものだ」といって平然としているところがある。

また、西洋の人たちと話をしていると、「東京の人口は?」「日本人の出生率は?」とか「平均寿命は?」とか、やたらに数値を聞かれ、即答出来ないのが日本人である。また、「お子様のお年は?」と質問されると、まず子供の生年月日を思い出して計算をしてから返答をすることになり、時には生年月日も思い出せずに失笑されたりする。もちろん、これは私だけのことかもしれないが、ともかく、こういった数値はおよそのことを覚えておけばさしずめ日常の生活には支障はないし、必要とあれば調べればよいというのが本音である。

ところが、合理的な考えをする西洋の人たちにとっては数値は重要なもので、日本人とはどうもその辺りの感覚が違う。

もう十年以上も前のことだが、当時、厚生省の協議会の場で日本の薬の使用量とか薬価のことが問題となり、国内外の製薬企業の代表者が喚問された。日本の業界の代表は薬価の取決めのルールとか原則論に終始したのに対して、外国企業の代表は自分たちに都合の良いような数値を次々に示し、それに基づく主張を展開し、両者の態度はきわめて対照的であったことを覚えている。また、医学・医療の世界でも、われわれ日本人は何時も割り切れない気持ちを持っており、経験に頼ろうとする傾向があるのに対して、数値的根拠がないと許してくれないのが西洋人である。

フランス人は足し算が好き

しかし、だからといって、われわれ日本人は西洋の人たちに比べて数値の計算に劣っているわけではなさそうで、例えば、フランスの街で買い物をして、おつりをもらう場面を考えてみると面白い。七五〇ユーロの物を買って、一〇〇〇ユーロの紙幣を出したとする。店員はまず五〇ユーロのお札を机上に置き、八〇〇ユーロと計算し、一〇〇ユーロのお札をその上に置き、さらに一〇〇ユーロ札を重ねて、合計一〇〇〇ユーロと計算し、おつりを渡す。要するに一〇〇〇ユーロに達するまで買い値の七五〇ユーロにお札を加えていって重ねたお札をおつりにする。足し算をしているわけで、頭の中で引き算をして即座に二五〇ユーロのおつりを払う日本人にとってはもどかしいやり方である。もちろん、足し算の方が間違いが少ないようにも思われるが、それでもフランス人は結構おつりを間違える。こんなわけで、どうも一般的に日本人の方が暗算が上手だといった感じがする。

もちろん、おつりが少なければ文句を言うが、多ければ、そのまま有り難く頂いておくのが人情である。一昔前のことだが、当時パリに留学していた日本人の仲間たちと一緒にコルシカ島に観光旅行したことがあり、その折、街かどで煙草を買ったが、おつりが多い。「また間違えた。しめしめ」とその時は思って、そのまま頂いておいた。しかし後でわかったのだが、コルシカ島はナポレオン一世の生地で、天下を取ったナポレオンはこの島の人たちの貧しさを救済するために、法律をもって税金を安くし、その法律が未だに生きているのだという。おつりは間違っていたわけではなかった。それにしても前世紀のナポレオン時代の法律が今の世に未だに存続しているこの国の不気味さにびっくりした。

最近、石原東京都知事が「数をうまく表現できないフランス語はとても国際語にはなれない」と発言して物議を醸した。どうも都の大学のフランス語の教官を減らすことに反対した人たちへの嫌がらせのようだが、フランス語で80はquatre-vingts, 4×20と言うし、98となるとquatre-vingt-dix-huite, 4×20＋10＋8というわけで頭で考えれば複雑である。しかしフランス人はいちいちこんな計算をしながら言葉を使っているわけでないので、都知事のいうことは当を得ていない。いわば言いがかりにすぎない。ともかくフランス人のおつりの出し方は加算によっており、またレストランで会計する時には「addition（足し算）s' il vous plait」というのが常用語で、このような言語の構造がおつりの計算にも染み付いているようで面白い。

◆フム・フム主義

医師の中でもどういうわけか精神科の先生で作家になっている人が多い。作家のなだ・いなだ先生もその一人である。先生にいわせると「何せ精神科の医者ほど医学を勉強しなくとも務まるものはないし、また勉強していない医師の方がしばしば役に立つものだ」ということである。そして、フム・フム主義というのがうまくいく。すなわち、患者にあれやこれやしゃべらせておいて、医師の方は「フム・フム」とつぶやいているだけでよい。口を開くとすれば患者のいう事をおうむ返しに繰り返すだけにする。


「先生、この頃どういうわけか疲れて仕方ないし、時々頭が痛くなるんですが……」

「フム・フム、頭が痛むのね」

「近所の先生に血液検査などをしてもらったのですが、異常ないというんです。しかし、薬を飲んでもちっとも良くならないのですが」「フム・フム」

「何か病気があるんじゃないでしょうか」

「フム・フム」

「先生、良いお薬はないですか」

「……」

こんな調子でやっているうちに、患者の方はとてもこんな先生は頼りにならん、自分の健康のことは自分でしっかり管理してやるより仕方がないと自覚を新たにして帰っていく、といった筋書きである。

もちろん、すべての患者にうまくいくわけではなかろうが、納得のいくところもある。

また、このフム・フム主義は女房についての対策としても通用できそうでもある。

「アナタ！　髭をちゃんと剃りなさいよ」

「フム・フム」

「靴下とか下着とか毎日ちゃんと取替えなさい。うす汚くてしようがないわ」

「フム・フム」

「アナタは良いかもしれないけど、みんなオクサンのせいにされるんだから」

「オクサンのせいいね」

「良い薬ね」

「ともかく仕事が忙しくて夜も毎晩、宴会続きで……」

「フム・フム」

「先生、大丈夫でしょうか」

「フム・フム」

「大体、アナタは家のことは何もしないで、よくも威張っていられるものね」

「フム・フム」

「家のことはどうなってもいいの」

「家のことね」

「少しは反省しなさい」

「フム・フム」

「………」

このあたりで女房の方が引き下がってくれればフム・フム主義も成功だろう。

ともかく、フム・フムといって、何か表面では相手の言い分を聞いているようなものだが、本人の方は全面的に納得、肯定しているわけではないし、「フム・フム」とつぶやきながら全然別のことを考えているか、せいぜい相手の一部を認めているに過ぎないというわけで、このあたりが微にして妙でもある。

また、このフム・フム主義に適した著書もある。大真面目な書とか、あまりにもくだけた書はダメだが、少し辛口のエッセイ風の書がこの範疇に属するようである。

……政府の高官が「世界は死刑を廃止する方向だ。……国家がお前の寿命はここまでというのは出過ぎたことだ」といわれたというが、これほどおかしな理論はない。それなら殺された人の寿命は、どう確保してもらえるのだろうか……フム・フム。

……それにしても政治家というのは、あれほど夜遅くまで働いて、どうして過労死しないいんだろうか……「徹夜マージャンで死んだ人はいないでしょう」という答えが返ってきた……フム・フム。

……彼ら（社会党の人）は、過去に人権を無視しつづけた社会主義諸国が全盛を極めていた頃、彼らと親しい間柄であった。それらの国々が個人の自由を迫害し……ほとんど人間のあるべき幸福な生涯をめちゃめちゃにしたのである……あれほど声を揃えて大東亜戦争を謝れというのなら、社会党こそ人権を迫害した社会主義を信奉したことを謝らなくてはならない……フム・フム。

これは曽野綾子さんの書（『流行としての世紀末』小学館、一九九六年）からとったものである（フム・フムを除き）。ともかく、いささかの危惧もあるが、フム・フム主義が世に広まれば、この世は平穏でより住みやすくなろうというものだが。

◆二〇〇〇年の正月〜新しいミレニアムの爆弾

一年に一回正月がやって来る。年の初めというわけだが、考えてみるとこれは西暦、すなわちキリスト教を基にした取り決めによる暦の上のことで、とくにどうということはないかもしれない。それでも、年一回の節目として気分を新たにすることには意義があろう。

そこで、年が明けると年賀状が届く。その多くは「謹賀新年」あるいは「明けましておめでとう」といった賀辞と住所や勤務先、氏名が印刷されているもので、時には自分や家族の近況が書かれており、最近では家族一同のカラー写真が付いていることが多くなってきた。ともかく、俺は未だ生きている、○○で働いているといった年一回の確認のメッセージみたいなものである。また、年頭にあたっての自分の抱負だとか感想が添え書きされていることもある。中には「今年は羊頭をかかげて『狗肉を売る』で行くぞ」といった、いささかへそ曲りの抱負が書かれていたり、また「また正月かよ」といったとぼけた添え書きなどもある。あいつのことだから、今頃はこたつに入って酒をちびちび飲んでいるだろうと勝手にその男の姿を想像したりすることになり、これも賀状の効用であろう。

もっとも、文豪・永井荷風にいわせると、「大半は一面識なき人の売名広告なり。俗気芬々、人をして嘔吐を催さしむ。」という。さらに、荷風は気に入らない人からの賀状があると「あなたからの新年の賀辞を受けるいわれはない」と書き添えて返送する。そして、雑司谷墓地に御先祖様の墓参りをし、鬼子母神、江戸川公園方面へと若い愛人を伴って散策を楽しみ、神楽坂で夕食を取り愛人宅に赴く。荷風五十歳、昭和五年の正月のことである。さすがに荷風だといえようが、現在では世の中は万事が性急になって、人々は余裕を失ってしまっているようで淋しい。

また元旦になると、どういうわけか放送ではお笑い番組が増える。笑う門には福来たるということであろう。そして一日の夜ともなると素晴らしい初夢を見たいというのが庶民の夢で、昔から「一富士、二鷹、三茄子」という初夢の相場が決っている。これは駿河の国の名物を並べたものだとか、あるいは東京の駒込に富士神社というのがあって、この辺りに幕府の鷹匠屋敷があり、またこの付近はナスの名産地であったことによるともいわれているが、富士山はともかく鷹とかとくに茄子となると、どうして初夢に相応しいのかわからない。それでも庶民は何とかこの初夢を見たいと念じて床に入る。念力が通じて、富士山そして茄子の夢を見ることが出来たが、どうしても鷹の夢が見られずに目が覚めてしまう。これは「高（鷹）望み」だというのが落語のオチになっているが、ともかく夢を実現することは難しいということであろう。

それにしても、数年前の正月はコンピュータ二〇〇〇年問題というので世界中大騒ぎになって全く風情のない元旦であった。ともかく、コンピュータ内臓の機器は誤作動の危険があるというので、アメリカを始めとして世界中の先進国では大キャンペーンが繰り広げられ、機器の点検から危機に備えての対策、またその訓練、挙げ句の果てに大晦日から大勢の職員を動員して職場に泊まらせるといった状況になった。結果は大山鳴動し鼠一匹も出ずということになったが、それにしても誰も予想しえないコンピュータの誤作動の恐ろしさを実感させられることになった。新しいミレニアムにはさらに機械文明が進む。その結果、人間はまたとてつもない危険に曝されることになろうというわけである。

医学の世界も同様で、最近の生命科学の進歩を見ると空恐ろしい。とくに生命の鍵を握る遺伝子の構造や働きが解明されてきて、遺伝子を検べるとその人が将来どんな病気になるのか、あるいはなりやすいのかといったことがわかるわけで、こうなると自分の将来についての考え方も変ってしまうのではないか心配になる。また遺伝子を操作することで病気が治る、あるいは予防出来るとなると有難い。しかし老化を防止できる、また新しい生物が出来るといったことになるとどうなるのか、考えただけで頭が怪しくなる。

ともかく、SFの世界が現実に出現してきている。何年か前のことだが、イギリスで生殖技術を使って、成羊の体細胞の核を他の羊の未受精卵の核と入れ替えて、親と同じ遺伝子を持つ子羊、クローン羊「ドリー」を誕生させたことが報じられ、世界を驚かせた。この技術を使うと、例えば巨人軍の長嶋元監督と同じ遺伝子を持った十数人の長嶋コピー人間が出来て、野球の一チームを作ることも出来るということになる。

もちろん、こういった技術がすぐに人間でも利用出来るわけではなかろうが、理論的には可能で、こうなると人間の人格、尊厳はどうなるのか、家族制度の崩壊から社会制度そのものがどうなるのか心配になってきた。そこで、世界の先進国はクローン人間を作製する研究に歯止めをかける政策を進めているが、一方においてこういった技術の利用は人々の幸福に寄与出来るところもあって、どのような抑制をすべきか問題がある。

ともあれ、原子物理学の進歩が原子爆弾を創り出し、産業の発展が自然破壊をもたらし、未だにその蔭は人間社会に不安を与えている。かつて、アインシュタインは二十世紀が生んだ脅威として、原子爆弾、情報化爆弾、人口爆弾の三つを挙げ、最近、フランスの哲学者・ヴィリリオはさらにそれに遺伝子爆弾を加えており、われわれ人類はいずれの爆弾をも抱えながら新しいミレニアムに突入することになるわけである。

人の英智はどのように対応して行くのであろうか。

◈第四の権力～マスメディア

テレビの影響

かつて昭和天皇の手術を担当した折には私もテレビとか新聞に毎日のように登場させられたことで、その後しばらくは町を歩いていても全く見知らぬ人からお辞儀をされたり、じろじろ見つめられたりし薄気味の悪い思いをさせられた。また「うかつにみっともないことをするわけにはいかない」と思ったりもしたものである。それからもう十数年以上も経っているというのに、最近でも一面識もないのに未だ私の顔を覚えている人がいるらしく、びっくりさせられる。数年ばかり前のことだが、列車に乗っていると中年の女性がちらりちらり私の方を眺めている。いざ目的の駅に着いて列車を降りようとすると、くだんの女性が席を立って近付いてくる。「あの……先生は昭和天皇様の手術をされた方ですか……」といわれる。「そうですが……」と答えると、「やっぱり」といった納得顔をして頭を下げて戻って行かれた。何のことはない、彼女の方はクイズ番組で正解を当てたようなものだが、私の方は狐につままれたようなものである。こんなことは以前でも何度か経験したことがあるが、相手はどういうわけかすべて中年のおばさまである。

また、最近では官庁主催の委員会はほとんどが公開で行われるようになっており、会の初めにテレビカメラが入り、夜のニュース番組では委員の人たちの顔がちらりと映る。翌日、出勤すると「先生、昨日テレビに出ていましたね」と必ず誰かにいわれ、びっくりする。○○委員会に出席していたというのでなく、ともかくテレビに映っていたということだろうが、映像放送の怖さをつくづく感じるものである。

オルレアンのうわさ

ところで、フランスの社会学者あるいは思想家として有名なエドガール・モランの著書に『オルレアンのうわさ』（杉山光信訳、みすず書房、一九七三年）というのがあり、一九六九年五月、フランスの中西部の小都市・オルレアンで起こった話が載っている。この街のユダヤ人の経営する何軒かのブティックの試着室から幾人かの若い女性が消えていくといううわさが起こり、ユダヤ人の商人たちが試着室の中で若い女性に睡眠薬を嗅がせるか注射するかして連れ去り、外国の売春街へ売り渡しているという話が急速に人びとの間に広まっていく。警察が調査に乗り出すが、事実らしいことは何も確認出来ない。要するに根も葉も無いただのうわさなのだが、人びとは警察や行政当局もユダヤ人に買収されているのだとささやく。しばらくすると、これは反ユダヤ主義者の陰謀、人種差別、人権問題だということで、ジャーナリストが騒ぎたて、抗議行動が起こり、やがてうわさは収束される。モランは、わずか二ヶ月間のことだが、このうわさのふ化、拡大、転移そして収束という経過を社会心理学者の目で分析しており、その内容を読むと興味深い。ともかく、「火の無い所に煙は立たない」ということでもあろうが、根も葉も無いのにうわさがうわさを呼ぶという恐ろしさが見事に書かれている。

もちろん今日でもこういった話はよくあることで、しかし時には週刊誌などがうわさを基にゴシップを書き立てるので、うわさの標的にされた人はたまったものではない。

ところで昨今ではとくに情報産業の発展は華々しく、ラジオ、テレビ、新聞、雑誌以外にもインターネットなどを通して、世界の隅々から新しいすべての情報が迅速に提供され、人びとはそれらの情報を共有することが出来る。そしてそれにより社会がより円滑に動くといった具合に、確かにマスメディアの果す功績は大きいが、また危さもある。

マスコミの暴力～ルンペン・インテリゲンツィア

また、メディアは政党や政治家を支援するための報道を意図的に流したり、逆に攻撃を加えることによってとくに選挙では政治家を落選させたり、さらに政治についての世論を誘導したりする力をも行使することもある。また、とくに権力組織や権力者の不正、スキャンダル、腐敗を暴き、時にはその組織を解体させたり、あるいは個人を社会的に葬ることさえ出来る。

しかし、一方においてマスコミ（悪い印象で語る時にはマスコミということが多いようだが）はしばしば誤った情報や不正確な情報を流し、社会や人びとに混乱や危害をもたらすこともある。こういう時には後になってその誤りが露見しても多くのマスコミは必ずしもそれを訂正しようとしないし、同業者も黙認しているのが常である。また、一行の謝罪広告が出たとしても一度報道されたことの影響は簡単に消えないし、こういったマスメディアの暴力にはとても一組織や個人では対抗出来ない。要するにやられ損である。

フランスの実業家で作家でもあるアラン・マンクは、こういった強大なマスメディアをこれまで民主主義の基本とされてきた行政、立法、司法という三つの権力に加わる新たな第四の権力に位置付け、その実態を分析し、またその弊害を糾弾している（山本一郎訳、『メディア・ショック』新評論、一九九四年）。確かにマスメディアは人びとの情報の共有ということ、また報道の自由、独立ということで民主主義社会の重要な担い手の一つになっているが、また逸脱や弊害も多い。最も問題なのは、とくに非国営のメディアでは経営上の問題が重要で、しばしばその陰にお金のことがちらほらすることである。そして、テレビやラジオでは視聴率（オーディオマット）が、新聞や雑誌では販売部数が優先される。そこで「血、セックス、カネ」といった伝統的な素材が飛び出し、斬新性、猟奇性が優先される。また類推、検証の欠如、スクープ趣味が目立ち、例えば事件で起訴されると、その人はほとんど有罪者扱いされるし、科学的ニュース記事ではその根拠に欠けることがしばしばである。

さらに、黒い金（リベート）、公金私消、腐敗を種に政治家を槍玉に挙げるマスメディア自身、自分達も同じようなことをしており、一方において優秀なジャーナリストの背後に教養のない「ルンペン・インテリゲンツィア」の大群を飼っている。また自らの報道の不正確さや誤りについて「責任をとろうとしないし、自らを糾弾する自浄作用はほとんど機能していない」とマンクは厳しく指摘している。

ともかく、同業組合主義の罠に落ちずに、（一）独立、（二）企業の論理、（三）文化的要求といったものをどのように知的に結合させるかということがマスメディアにとって重大な問題で、現状のマスメディアの無責任ぶりはこれ以上放置できないとし、マスメディア内部にオンブズマン制度を導入し、自己規制を強化すること、さらに何らかの公的規制が必要だとマンクは主張している。

それにしても、最近のわが国における取材や報道をみていると時には目に余るものがある。こういう時には、このマンクの書を読み「ルンペン・インテリめ」と叫んでみれば少しはすっきりした気持ちになろうというものだ。

Ⅱ　医療事故と防止対策に思う

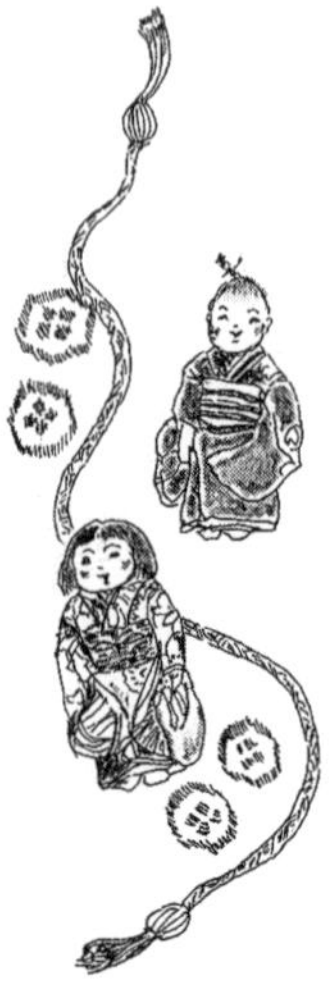

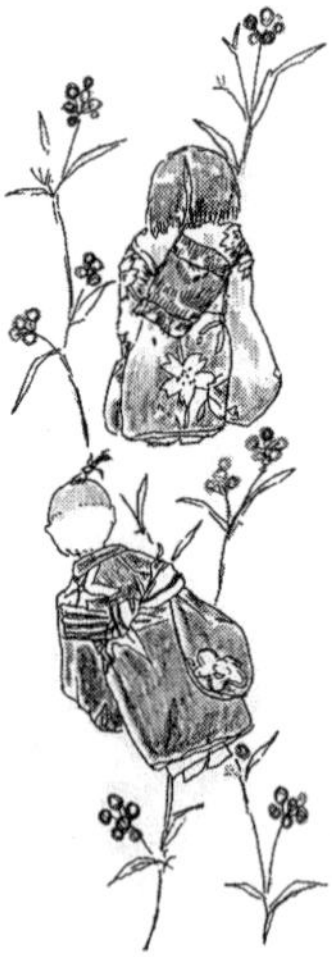

◈人の過ち

過ちを犯すのは人間である証拠だ～ To err is human

人が過ちを犯すことはごく日常のことで、「過ちを犯すことが人間である証拠だ」ともいえる。しかし、これが笑って済まされる時には良いが、他人に対し重大な影響を与えるとなるとそうばかりはいってはいられない。

誤字、誤読、誤訳～手術の性交率

誤りの中でもよくあるのが、無知からくるもの、そして誤認、また誤字、誤読で、われわれもこれでよく失敗している。最近テレビを見ていると「松明《たいまつ》」という字を「マツ　アキラ」（俳優の名前？）と読む人が出てくる。天照大神《あまてらすおおみかみ》は「テンテル　オオカミ」、徒然草《つれづれぐさ》は「トゼンソウ」、金色夜叉《こんじきやしゃ》は「キンイロヤマタ」……こういった無知から来る誤読はいくらもある。もっとも、永井荷風は踊り子たちに「ニフウ先生」と呼ばれて親しまれていたというから名前についてはそれ程気にすることもないかもしれない。

しかし、ある大学の話だが、日本文学を専攻する学生が「れいいえば」と書いているので、何だと思って問い質したところ「例えば」という言葉の読み違いだという。こうなると少し心配になる。

日本語でもこんな話はいくらでもあるが、外国語になるとさらに無知をさらけ出し、誤訳などは日常茶飯事である。明治時代の文豪で大秀才、森鷗外でさえ自分の誤訳を指摘された時、「人間のする事業に過誤のない事業はない。書物に誤謬のない書物はない。翻訳に誤訳のない翻訳はない」と断じている。

かつては若い医師たちの勉強会で、外国文献の紹介がよく行われていた。外国雑誌の論文を読んで皆にその要旨を説明するこの勉強会は抄読会と呼ばれ、若い医師たちの勉強の一助になっていた。ところで、内容がよくわかっていないのに文章だけを直訳して述べる人がいて、さっぱり内容がわからないこともある。例えば「正しい角度で分岐している血管は……」といったことを述べる人がいる。正しい角度、要するに直角（right angle）の間違いで、これでは聞いている人には何が何だかわからない。

また、論文の後の参照文献によくibidem（同書、前述と同じというラテン語）が使用されている。例えば次のような使い方をよくする。

（1）……………… Surgery 1：1-12, 1999
（2）……………… Ibidem　3：12-16, 1999

前者（1）はSurgeryという雑誌の一九九九年の一巻、一頁〜一二頁ということで、（2）では Ibidem、要するに前述と同じ雑誌 Surgery 一九九九年の三巻、一一二頁から一一六頁ということになる。ところが、若い人で無知な人がいて、Ibidem はてっきり雑誌の名前と思って図書館で Ibidem という雑誌を探し求めたが見当たらない。後で皆に大笑いされたという話があり、私もこんな話を知っているが、これはよくあることらしい。

また、最近ではワープロが普及し、とんでもない同音語が使われ、新たに油断出来ない事態が起こってきた。「わが国における衣料保険精度については更生省の医員会で拳闘されており……」うっかりするとこんな文章が出来る。こんな文章では前後の文脈から、ある程度はその誤りを指摘し文脈をたどることも出来るが、全くわからない文章も出てくる可能性がある。

ある時、医学の専門雑誌の論文の中で「手術の性交率は……」という誤植が載ってしまった。成功率の間違いだが、ワープロの恐ろしさである。著者の先生は、誤植としても神聖な論文の中にこんな品位のない語が出てくることは耐えられないということでカンカンである。もっともな話である。出版社の方は校正をしているが、うっかり最後に校正前のフロッピーを印刷所に渡してしまったということで、著者に事情を説明して平謝りということになったが、万事が機械化されるととんでもないことが起こるという一例である。

われ思う故にわれ間違う〜船長の年齢

また、過ちを犯すのは人間である証拠で、また過ちをしながら人間は科学を進歩させてきたともいえる。フランスのジャーナリスト、ピエール・ランタンの書『われ思う、故に、われ間違う』（丸岡高弘訳、産業図書、一九九六年）という思わせぶりのタイトルの書を読むと、古代ギリシアより始まり、これまでの有名な科学者のほとんどの人が数多くの間違いを犯してきたことが述べられていて、その誤謬を経て科学が進歩してきた様がわかる。もっともこれも後になって考えてみればのことで、その当時の状況からやむを得なかったものでもあろう。ところで、この書の最後に「船長の年齢」という話が出ている。フランスの地方の小学校のクラスで「船に二六匹のヒツジと一〇匹のヤギがいます。船長の年齢は何歳でしょう?」といった類の問題を出題したところ、高学年の生徒ですら三分の一が問題の数字を合計して三十六歳と答えたという。同じような無意味な質問を一〇問作って、数学の教師に試してみたところ、大部分の人が罠にかかったという。科学が誤謬から生れるとしても、人間には死角があるということであろう。

ところで、医療の世界でも過ち、ミスは付き物である。医師とか看護師といっても人の子でありミスがないわけでないし、そもそも完全な医療知識や技術を持っているわけでもない。国家も資格試験では六〇点をとれば合格としており、四〇%は間違ってもよいとしているわけである。これはいささか皮肉な見方だが、それはともかく医学や医療は人体を対象としており、生体現象には不確かなことが多く、とくに治療となるとやってみないとその効果はわからないといったところがあって、何がミスなのかわからないところもある。

◈偶然と必然～医療における不確実性

賭け事

黄昏時になると「先生、今晩お暇でしたらちょっと中国文化の勉強でもしませんか」要するに麻雀をしようというお誘いがかかる。もっとも最近では若い人で麻雀をする人が減ってきて麻雀屋の数も減り卓を囲むのは年輩のおじさまばかりになった。麻雀の原型は今から一二〇〇年ばかり前に中国で生み出されたカルタ遊びのようなものが原型で、その後、船員たちが船の上で考え出したものとされ、現在の形の麻雀は清朝の時代、一八五〇年代に中国浙江省の寧波の陳魚門という人が考案したとされ、寧波には麻雀の歴史を語る博物館がある。ところで当時、寧波のイギリス領事館に勤務していた中国人で後にアメリカのハーバード大学で教鞭を取った人によってアメリカに伝えられ、名門校のこの大学のキャンパスで大流行したという。日本には大正時代に持ち込まれ、とくに第二次世界大戦後に大流行し、われわれの若い時代には病院の中でもポン・チイの音が絶えなかった。この遊びはなかなか上手に出来ていて、これを考案した中国人には敬服せざるを得ない。もっとも中国でも毛沢東の麻雀好きは有名だし、生真面目一途と思われている論語の孔子様も「無為、飽食の日を送るよりは博奕（ばくち）でもして暮らす方がましだ～不有博奕者乎、為之猶賢乎也」とおっしゃっており、お国柄かもしれない。

麻雀に限らず競馬、競輪……パチンコなどを含めて賭け事は過度にならなければ人生を豊かにするものであろう。ともかく賭け事には常に意外性、偶然性があって、これがたまらない誘惑であるし、とくに「つき」「つかない」といったことがあって、これが悩みの種ともなる。とくに麻雀とかルーレットのように確率的に各自に同等のチャンスがある筈だとしても、つきについて大勝したかと思うと、どうしても勝てない日があり、とくに大負けをして夜道をとぼとぼと歩いて帰る時の悲哀は誰も味わうものであろう。

科学における偶然性～屋根から落ちてきた金槌

ところで、賭け事と異なって、合理性とか確実性を重んじ偶然性を排除する科学の世界でも、最近では散逸構造、ゆらぎ、カオス、ノイズといった言葉が出現してきて、デカルト以来、信奉されてきた伝統的な決定論が後退し、科学でもいわば可逆的法則はごく限られた領域でしかあてはまらないものだとする考えが強調されている。とくに二十世紀になり原子物理学とか量子力学といったような物理学が発展し、デカルトやニュートン以来の普遍主義的機械論的な見方では説明しえない事象が明らかにされ、またこういった物理学の世界では想像とか理論が先行し、実験結果を説明しえないことが多いのが現状だといわれている。そもそも、三次元世界にさらに時間という要素を加えた世界を考えると、偶然性とか不確実性といったことがますます問題になろうことは容易に想像しうることである。

ところで、このような偶然性とか不確実性は科学の中でもとくに生物学とか医学の領域では付き物で、一九六一年のノーベル賞受賞者であるフランスの生物学者、ジャック・モノーは著書『偶然と必然』の中でこの問題を述べている。モノーはまず生物の細胞内の蛋白質の構造や機能、遺伝情報の複製やその伝達などについての整然とした驚くべき秩序を示すと共に微視的な偶然の存在について論じている。また、サイコロやルーレット遊びで、どんな目が出るのかわからないのは、十分な正確さでサイコロを投げたり、小さな球をまわしたりすることが事実上不可能であるからにすぎないだけで、この不確実性、偶然性はただ操作上の問題で本質的なものではない。ところが、屋根の上で仕事をしている鉛職人が、誤って金槌を落としてしまう。たまたまその下を通りかかった往診中の医師の頭にそれが当り、医師は死んでしまう。モノーはこういった出来事はどう考えても運の悪い偶然の事故で、本質的な不確実性だという。そしてこの鉛職人の話は有名で、その後もよく引用されている。

ともあれ、このような偶然性、不確実性はモノーのいうように本質的なものなのか、あるいは現在のわれわれの認識、英知が足りないためなのかといった問題はともかくとして、われわれは偶然とか運があることを認めながらも、この世の多くのことには原因があって結果があると考えており、とくに科学がこの原因と結果との間の秩序とか法則をつきとめ、この科学の力が数々の機械を創り出したり、またわれわれの生存の安全を計ってくれることに期待を寄せている。

ガリレオの過ち

前にも述べたが、「過ちを犯すのは人間である証拠だ」というわけだが、誤謬を最も嫌う科学も誤解、誤算、思い違いの繰り返しで発展してきたともいえる。またそこには、科学者の自惚れ、不誠実さ、名誉欲、金銭欲などがちらちらすることも稀ではない。ともかく後になって考えると、昔は馬鹿馬鹿しいことを考えていたものだと思われることは世の常で、もちろんノーベル賞に輝いた業績ですら嘘っぱちだったということもあり、「科学の歴史は誤謬の死体が累々と横たわる永遠の戦場のようなもの」（ランタン『われ思う、故に、われ間違う』丸岡高弘訳、産業図書、一九九六年）ともいえる。

こういった科学の物語の中でも、イタリアのガリレオ（Galileo Galilei 1564-1642）～ガリレオ・ガリレイ、日本ではガリレオと呼ぶことが多い～の話はよく引き合いに出されている。

ガリレオは鋭い観察力を持ち、落体の法則、振り子の等時性、また近年の相対性原理に通じる運動の原理など啓蒙的な数多くの物理学上の発見をしたことで「近代自然科学の父」ともいわれているが、とくに天文学上の発見となるとかなり独善的、思惟的な主張が多く、例えば宗教裁判で有名になった地動説にしても、潮の干満をその根拠としたり、かなりいい加減なところが目立つ。地動説は当時ではそれ以前にコペルニクスが唱えており、ガリレオはコペルニクスの理論の細部を無視し、ただ地球や惑星は太陽の回りを円軌道を描いて回転しており、地球は自転しているということを主張しているだけで、その根拠になるとコペルニクス以上のことは述べていない。また、当時オランダで開発された望遠鏡を早々手に入れ、これを改良して天体観察をして当時としては新しい知見を幾つも発見したと主張しているが、正確さを欠くところも多い。そして自分の発見や説を強く主張し、論敵に対しては徹底的な攻撃を加えるといった態度で、地動説をめぐる有名な裁判もいわば自らが蒔いた種であった。

また有名なピサの斜塔での物体の落下実験とか教会のランプの揺れるのを見て振り子の等時性を発見したといった話、さらに地動説をめぐる裁判で異端誓絶をしながらも「それでも地球は動いている」と語ったといった有名なエピソードなど話題性に富んでいるが、いずれも後の人の作り話だともいわれている。とくに第二回目の裁判の時には、ガリレオはすでに七十歳で健康状態も良好とはいえず、実際には平身低頭して異端誓絶を受け入れたともいわれ、ありそうなことでもある。

ともかく、「無知こそ幸なれ」、この頑固で見栄はりで、誇大妄想的、陰謀家のガリレオが、当時の教会との無益な対立を引き起こしたために科学は非常な迷惑を蒙った。こんなことがなければ、地動説はもっと早く人々に受け入れられていたといわれても仕方なかろう。

このようにガリレオについてもいろいろの見方もあるが、ともかく科学はこういった人たちによってしだいに発展、進歩してきたわけで、最近でも科学哲学者として有名なファイヤアーベントもガリレオを再登場させ論じている。「われわれは、証拠から一歩退き、理論の経験的妥当性（経験的内容）の度合いを減らし、すでに確立していたものを捨てて、全く新規にやり直さなければならない」、「ガリレオこそ常識的な解決を無視して突き進んだ科学者である。さらにファイヤアーベントは「既存の考え方、常識を放棄し科学にはアナーキリズム的認識論が必要で、科学の進歩を妨げない唯一の原理は「anything goes（何でもあり）だ」と論じる（『方法への挑戦』、村上陽一郎、渡辺博訳、新曜社、一九八一年）。

確かに、科学の進歩を考えるともっともなことだが、「何でもあり」ということになると科学哲学などを論議すること自体が無意味なことにならないかと思われるし、またこういった哲学論争は難解なところが多く、われわれ凡人にとってはお手上げである。

ともかく、世の中のことは何が正しく、何が誤りであるのか絶対的判断基準を示すことは必ずしも容易でないことだけは確かで、これがまた人の世ということであろう。

科学には真実を

近年、わが国において相次ぐ遺跡の発掘により新しい事実が発見され、わが国の古代史が大きく塗り変えられるようになった。ところが、数々の重要な遺品を掘り当ててきたゴッド・ハンド（神の手）を持つという人物が実はインチキをしていたことが露見して、幾つかの遺跡の価値が疑問視され、またわが国の考古学の威信が失墜して、最近では遺跡の話も色褪せてしまった。

そもそもこの世界ではインチキが付き物で、これまでも多くの事件が話題になっている。例えば、二十世紀の初めの頃、イギリス人を酔わせた、いわゆる古代人・ピルトダウン人の頭蓋骨の発見をめぐる話はよく知られている。砂利採掘場で発見されたこの頭蓋骨は巧みに細工された現代人の頭蓋とオランウータンの下顎骨からなるものであることが明らかになったのは発見後三十年以上経ってからのことで、この発見の栄誉を担った発見者はすでにこの世におらず、誰が何のためにこのようなインチキ物を作って、事件を仕組んだのか謎のままである。

また、こういった謎めいた話になると、後世の人たちの想像力を刺激するもので、仕掛人はシャーロック・ホームズを書いたコナン・ドイルではないかといったようにいろいろの憶測が話題になっているらしい。

ともあれ、この類のインチキ、不正行為は考古学の領域に限らず他の科学の分野でもしばしば見られることで、ごく最近でも韓国でのES細胞捏造事件では国を巻き込む騒動となっている。そこには人間の名誉欲、出世欲、金銭欲が絡んでいることが多く、アメリカのジャーナリストであるウェードの著『背信の科学者たち』（牧野賢治訳、化学同人、一九八八年）などを読むと、科学者たちのデータの捏造、論文の盗用などその不正行為の凄まじさがわかる。

とくに近年、科学の発展と共にその専門分化が加速され、研究者の業績の評価が難しくなり、発表された科学論文の数や、その論文の他論文での引用頻度が評価されるようになって、論文の氾濫が見られるようになり、また業績発表の先陣争いも激化してきた。

とくに、激しい競争社会で業績が評価されないと研究費が獲得できず、ひいては研究者の地位も危うくなるといったアメリカのような国ではこの傾向が著しく、しばしば不正行為が話題となっている。

その中でもイラク出身で外科医というアルサブティの論文剽窃事件はずば抜けている。この天才的詐欺師はアメリカを中心に転々と職場を変え、巧妙な手口で他人の論文を盗用し数多くの論文を多くの科学雑誌に投稿した。とくに無名の科学雑誌が狙われ、一九八〇年頃のわが国の二〜三の英文の医学雑誌にも数編以上、彼の論文が掲載されている。とくに哀れなことに、ある医科大学が発行している英文雑誌では数編の掲載論文中、三編がアルサブティのものだという巻がある。

このような堂々（?）とした論文の盗用は別にしても、一部のデータの捏造とか、捏造ではないが研究成果を分割して報告し論文数を増やすとか、またごく少しばかり一部のデータを変えて二つの論文を作り同時に異なった雑誌に投稿するという二重投稿まがいのものも数多く、雑誌の編集者を悩ませている。

また雑誌の編集者とか論文のレフリーにも悪人がいて、投稿された論文を見て採用を意図的に遅らせ、その間に自らの研究室で同様の研究をして先にその内容を発表してしまうといった巧妙なインチキも話題になっている。

かつては一生に一つか二つの立派な論文を残せばそれで良いし、また評価は後世の人に任せてもよいといった時代であったが、今日ではとてもそんなにのんびりしていられなくなってしまった。

こういった不正行為は医学や生化学の分野でも多く見られ、またその他にも研究をめぐってはとかくトラブルが多い。

第二次世界大戦終了後、わが国では多くの医師がアメリカを中心に外国へ留学し、とくに外国の指導教授、いわばボスに雇われる形で研究に従事した人が多く、こういった場合いろいろの問題が起こる。

まずボスの考えているような結果が出ないと御機嫌を損なう可能性があることが十分に考えられる。ある先生が先人の後を追って留学した。ところが実験してみるとどうも先人の出したような結果が出ない。となると先人はボスの気に入りそうな研究結果を捏造していたのではないかと疑いたくなり、後任者は悩んだりする。一般的に実験的研究では微妙な条件次第で結果が異なることが有りうるわけで、こういった場合、どちらが正しいのか安易に断定しえないが、思ったような結果が出なければボスに好かれないことは確かであろう。

また、生真面目な先生がおられた。先生は留学先のボスの考えに基づいて研究をしたが、思ったような結果が出ない。結局、ボスの考えは基本的に間違っているという結論を出し、帰国した。後で聞いたところ、そのボスはそのせいかどうかわからないが、ポストを失ってしまったという。笑えない話である。

またある時、外国で日本の大学から派遣されて留学しているという先生にお会いしたことがあるが、この先生はいろいろ研究をしてきたが、研究成果は皆ボスが吸い上げて発表してしまい、自分の名前が載っている論文も発表もない。このまま帰国すれば「お前は外国で何をしてきたのか」といわれかねないと嘆かれるのを聞いたこともある。

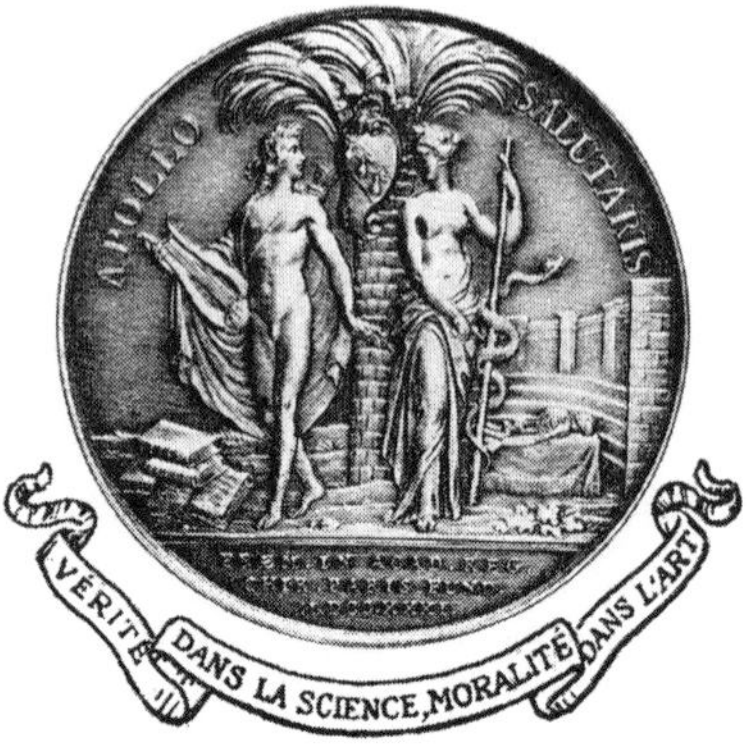

フランス外科アカデミーのシンボルマーク
左に古代ギリシアの医神アポロ（ン）、右に女性の医神ヒギエイアが配され、下部にVérité Dans La Science, Moralité Dans L' Art（科学には真実を、（手）術には道徳を）の文字が見られる。

また、外国で研究してきたデータを基に科学論文を作って発表したところ、外国のボスからクレームがついたという話もある。研究指導をしたボスにしてみれば、俺の研究費と施設を使って、俺の考えで研究をやらせたのだから、研究成果の所有権は俺にあるということらしいが、研究者の方はいくらボスの指導とはいえ、実際上の研究では自分の独創的発想とか工夫があって、ただ単なるロボットじゃないということであろうが、こうなるとお互いの間の人間関係、信義の問題も関与してきて問題は単純ではない。

もちろん考古学とか科学論文上の不正行為とかゴマカシの多くは直接的に他人や事物の損傷を与えるものでなく、また犯罪として裁判で裁かれるといったことはごく稀なこととはいえ、本人のみならず同僚や同業者団体などの名誉や信頼を失わせるもので、科学者は常に心すべきことであることはいうまでもない。

ところで、フランスには三百年近い伝統を持つフランス外科アカデミーという外科医の会があって、もう三十年前のことだが私も日本人として初めてこの会員になるという栄に浴したが、この会の標語に「Vérité Dans La Science, Moralité Dans L'Art」（科学には真実を、手術には道徳を）という言葉があり、私はかつて大学を去るにあたり最終講義の締めくくりとしてこの言葉を使わせていただいた。なかなか良い言葉である。

医学・医療におけるＥＢＭ（証拠に基づく医学・医療）

科学の中でも生物を対象とする領域となると機械とは本質的に異なった問題が起こる。確かに巨視的にみると生物の構造や機能にも一定の秩序や法則があるにしても、生物には各個体それぞれの性質があって、例外的なことがあまりにも多く、とくに病人を扱う医学となるとさらに不確実なことが多く、果たして「医学はそれでも科学なのか」と悩むことにもなる。

このような状況の下で、最近では証拠に基づいた医療、EBM（Evidence-Based Medicine）ということが強調されるようになり、医師は経験による個人の勘とか診たてといったものよりも、もう少し科学的根拠に基いた医療を行うべきであるというわけである。そうだからといって、これまでも医師たちは科学的根拠を全く無視して医療を行ってきたわけではないが、医療を支える根拠となると科学的に貧弱なものが多く、また医療の現場では科学的根拠に対する医師の評価も低いものもある。

ともかく患者の病気や病状は多様で、高度の診断技術をもってしても確実に病気を診断しえないこともあり、また病状の経過の予測は難しいし、さらに治療はやってみなければわからない。そして医師は何時もこのような不確実性を前にして悪戦苦闘している。極端なことをいうと、病気が治るも治らないのも運次第、神頼みだということである。

ところで、こんなことは誰も知っており、患者だって百も承知の上でやって来るものだと医師の方は思っている。しかし、患者の方は一般論としてそうだと思っていても自分の病気が治らないとか悪化すると、そんなことは忘れて医者の誤診とか医療ミスだと騒ぎ立て、時には訴訟になって医師は悩まされる。

この医師と患者との間の考え方のギャップは予め医師が患者によく説明しておくことである程度は解消するものであろうが、時には明らかに医療者側の単純なミスというのもあって、最近では「輸血ミス」「注射の間違い」「ガーゼの取り残し」「手術患者の取り違え」などの事故が毎日のように新聞紙上を賑わせている。

確かに医療行為でも誰が見ても明らかな単純なミスが起こる。しかし、前述したように医学・医療に限らず、この世の事には不確実性とか運は付き物で、とくに多様な患者を扱う医療では、ＥＢＭといっても不確実なことが多すぎる。そこで医療行為では単純なミスなのかどうかを決め付けることが難しいことがしばしばあって、問題を複雑にしている。

◈医療事故の実態

ともかく、医師の方は患者のためを思って一所懸命やっている。しかしそれでも事故は付き物で医師は一生このことで悩まされる。それではどのくらい医療事故が起こっているのかということになると意外に知られていない。

アメリカでも医療事故について本格的な調査が行われるようになったのは十数年前からのことで、一九九〇年、ニューヨーク州の五一病院の入院患者の多数の病歴を基にした調査報告がよく知られている。この調査では任意に抽出した三〇一九五例の病歴を検討したところ、医療に基く有害事例と考えられるものが三・七%で、その中の二七・六%が医療過誤によるものであったとしている。またそのような医療過誤の約三〇%の人に永続的障害が伴っており、一四%の人が死亡している。全体として入院患者の約一%の人が何らかの医療に基く障害を受けており、その約三分の一が医療過誤によるものであったという。一九九九年にも同様の調査報告がなされていて、その結果から推計するとアメリカ全体で年間四四〇〇〇～九八〇〇〇人の入院患者が医療過誤のために死亡しているとされ、これはアメリカでの交通事故死に匹敵するもので、政府もその対策に乗り出したといわれている。

わが国では未だにこのような報告はないがおそらく同様の状況であろう。

◈医療事故の防止対策～リスクマネジメントの取り組み

最近では大災害が起こったり、また周辺国からのミサイルの飛来や艦船の領海侵入などが起こる度にリスクマネジメント（risk management）・危機管理という言葉が出てくる。また一般企業やとくに航空機業界では企業防衛の立場から事故防止、リスクマネジメントが大きな関心事となっている。

このリスクマネジメントでは、先に述べたように「人間は過ちを犯すもの」であるということを前提にして、事故が起きた時、その原因を個人のたるみ非難や処罰に終わらせることなく、その原因を究明し組織的に予防対策を考えようというもので、アメリカなどの国では早くから熱心に取り組まれている。

医療の世界でも最近この考えが導入され、わが国でも十年ばかり前から急速にメディカル・

リスクマネジメントあるいは医療安全管理の必要性が叫ばれるようなった。

インシデント・アクシデント報告

ハインリッヒ（Heinrich）によると、一般の産業・労働災害では、同じ人間の起こした同じ種類の災害事故が三三〇例あったとすると、その中の三〇〇例は無傷のもので、二九例では軽い傷害を伴い、一例では大きな損傷事故になるとしており、これはハインリッヒの法則として産業界ではよく知られている（井上威恭監修、（財）総合安全工学研究所訳『産業災害防止論』海文堂、一九八二年）。要するに一つの大事故の陰には多くの小事故やニアミスが存在するということである。

この考えは医療事故にもあてはまるものとし、今日では各医療機関は患者にほとんど被害を及ぼさなかったような事故（アクシデント～accident）や、〝ヒヤリ〟〝ハット〟としたが事故にならなかったといった事例、いわゆるインシデント（incident）（ヒヤリ・ハット事例）を広く職員から報告させ、その原因の分析から事故防止対策を考えようと懸命になっている。

これら報告事例の内容はきわめて多様で、しかも多岐にわたっているが、どこの医療機関でも似たようなもので、最も多いのは注射や点滴、投薬に関する事故、あるいは患者の転落、転倒事故で、その他各種チューブの抜去や閉塞といったものがこれに次いでいる。事故といっても例えば患者の院内での転倒とか、あるいは患者自身が暴れてチューブを抜いてしまうといった事故は医療職員の努力だけではなかなか防止出来そうにないが、多くの事故には職員の人為的なミスが関与していることがわかり、こういった事例報告を見ると管理者はゾッとさせられる。医療行為も詳細に調べるといかに多くの危険性が潜んでいるのか、今更の如く実感させられる。

医療事故の防止は難しい

このようなニアミスを含む報告事例を基に、その原因分析を行い事故防止対策を立てるのがリスクマネジメントの大きな課題で、これには病院の設備や医療機器の改善、保全、整備から職員の数や質、労働条件などの検討そして各職場におけるシステムの再検討、事故防止のマニュアル作り、さらに職員の教育・訓練といったきわめて多様なものがあり、どれをとっても難問が控えている。とくにしばしば述べているが、医療行為は人の手で行うことが多く、また多様な患者を対象としており、とくに治療はやってみないとわからないといった不確実性が存在しており、工場の工程や航空機の操縦のようにはいかないもので、例えばマニュアルを作っても誰にでもわかるようなすっきりとしたものを作ることが難しいといった隘路がある。さらに医療費には限界があって、十分な設備や十分な職員数を配置することが出来ないといった問題もある。

ともあれ、限られた条件の中で、ありとあらゆる手段を使って一例でも事故を減らす努力がなされなければならないことは確かである。

◈事故後の処理

警察への届出と公表

前述したように、人間は過ちを犯すものであることに変わりないので、医療事故は必ず起きる。しかしその後の処置をどうするかということでとくに病院長や管理者は悩まされる。もちろん起こった事故については担当者は患者さんないしは家族に正直に説明、謝罪し必要な処置を取ることがまず大切だが、起こった事故をどこまで公にすべきかといった問題や賠償とか訴訟の問題も解決しなければならない。

最近では何でも情報を公開すべきだということからマスコミはしばしば病院の医療事故隠しを攻撃の的にする。しかし、法律の上では医師は異状死体、死産児を検案した時に警察署に届け出なければならないとされている以外に、医療事故を届け出る義務はない。また実際には異状死体とは何かといわれると明解でない。しかし重大な医療事故で刑法上の問題が考えられる時には一応警察署に相談することが勧められているが、警察も医療事故についての専門的判断を下す能力のないこともあり、どこで判断すべきか、現在検討されている。またどの程度の事故まで相談すべきか判断が難しい。

院長を吊るし上げても

もっとも明らかに医療者側にミスがあれば患者側にひたすら謝るより他ないし、賠償金も用意しなければならないこともある。しかし、実際には必ずしも全面的に医療者側のミスと断定し難いことが多く、また賠償金の額のことになると患者側との折り合いのつかないことも多く、結局は裁判で決着せざるを得ない。とくに医療上の紛争では医療者側と患者側との間の感情のもつれが関与していて、医療事故紛争の三分の二は医療者側の説明不足とか感情的な行き違いが原因で、真の医療事故ではないとされている。また、こういった場合、起こった紛争は従業員と患者側とのトラブルで、直接に院長とは関係ないのだが、ともかく患者側は感情的で、院長を出せ、そして謝れと息巻く。しかし、しばしば担当医の方にも言い分があって、医療者側にとくに落ち度がなく、ただ患者さん側が担当者の説明では納得出来ないという場合があって、紛争が起こっているわけで、このような時には患者さん側には気の毒な事態でも院長としては謝るわけにいかない。そこで院長はただ患者さん側の苦情をお聞きするだけになる。こんな時には何を話しても納得していただけないのが常で、院長は患者さん側の言いたい放題の苦言にひたすら耐えるより仕方ない。サンドバックのようなものである。それでも相手の気晴らしとなるのなら、これも院長の仕事の一部だと諦めざるを得ない。

そして最後は誠意を見せろということになる。誠意とはお金のことで、こうなると大病院、とくに公的病院では院長の一存では決まらない。患者側は院長がお金を払うといえばそれで済むと考えていることが多いようだが、これは考え違いで、お金の問題になると個人病院の院長でさえもその権限は限られていて、患者側の気持はそれなりに理解出来てもすぐには何も出来ないことが多いもので、結局は弁護士に任せるか裁判ということにならざるを得ない。要するに、病院長とか管理者を吊し上げても埒が明かないことが多いということである。

医療紛争と訴訟

最近では毎日のように医療事故とか医療訴訟のことが報道されている。

それでは医療事故が最近とくに増えているのかといえば、そうとも考えられない。医療についての人びとの考え方が変わってきたことが最大の理由であろう。

かつては医療は医師が患者に施す慈善の行為とされ、医は仁術、そして医師はわが子を思う気持で患者に接するのが医師の道徳とされていた。すなわち医師は患者に対する慈しみの心（仁）を持つこと、奉仕の精神が医の倫理とされてきた。そして患者の方も医療事故に寛大であったともいえよう。

しかし、近年になって医学、とくに治療が進歩し、患者の医療への期待が高まり、病気が治らなかったり悪化しようものなら患者の不満は大きく、医療ミスがあったのではないかと騒ぐ傾向が強くなってきた。さらに個人主義に基づいた近代の西洋的な自由民主主義社会では個人の権利とか人権主張が強く、社会保障制度や医療保険制度が発達・普及し、医療は医師が慈善の精神で患者に施すものでなく、患者は医療を受ける権利があり、医療上の決定は患者自らが行うものであるとし、またインフォームド・コンセントが大切だとする考えが普及し、医療は民法上の契約だということになってきた。そして契約に反すれば賠償金を支払えというわけである。

このような考え方の普及によって、医療事故についての訴訟が増加し、とくに何事も裁判で解決しようという社会、アメリカではこういった傾向が強く、十人の医師の一人が一年の間に一回は訴訟に巻き込まれ、医師はそのために備えて多額の賠償保険金を支払っているという。ともかくアメリカでは弁護士など法曹人の数が日本の数十倍ということで、病院の近所には必ず弁護士の事務所があり、病院の霊安室には弁護士の名刺が数多く並んでいるといわれる状況で、われわれには想像のできないところがある。

もちろん、わが国でも最近では医療訴訟が増え、年間一〇〇〇例にも及ぶ新規の訴訟が起こっており、さらに近い将来、弁護士を数倍に増やそうとする改革が考えられていて、医療訴訟は今後ますます増えることであろう。

さらに最近では、患者には知る権利があるということで、医療情報の開示を求める声が高まり、医療費の内容やカルテを開示しようということになり、さらにこれまで内部で処理されて

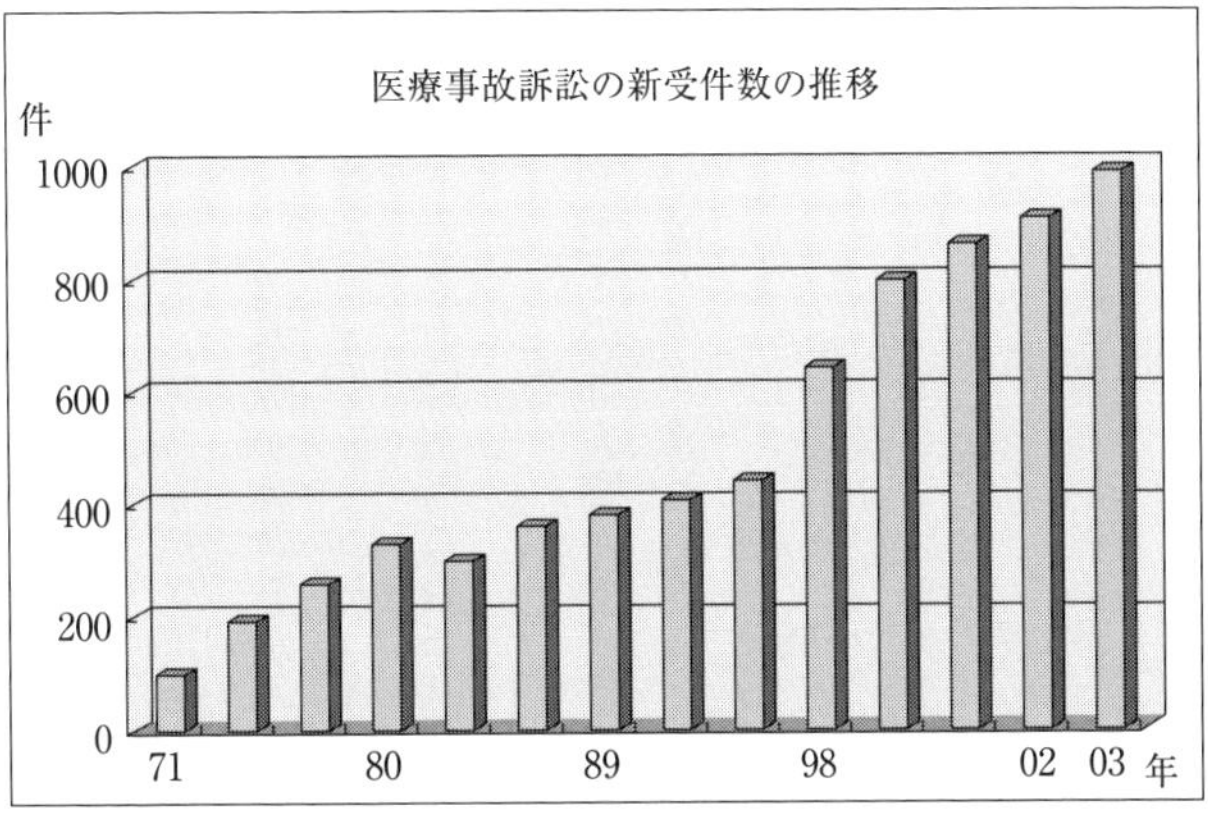

いた医療事故が大きく報道され、また事故を隠蔽したということでマスコミは病院を攻撃することが多い。情報公開ということだが、ともかくこうなると病院長の方は重大な医療事故が起こると記者を集めて事故の報告と謝罪をすることになり、しばしば病院長が深々と頭を垂れている様がテレビで放映されている。そして今の病院長は何時こういう羽目になるのかびくびくしているのが実情である。そして何人かの院長が集まると医療事故とか記者会見といった話題が出て、こういう場には、病院側はなるべく多くの人が出席すること、奥襟が記者の人たちに見えるほどに頭を深々と下げることが大切だといった話が出たりする。もっとも、頻繁にテレビの前で頭を下げている院長がいて、最近では彼は出番がなくなってどうも寂しがってるのじゃないかといった良からぬ噂が囁かれたりする。ともかく最近では病院長業も楽ではない。

ところで昔の話だが、現在の東京慈恵会医科大学の創設者として知られる高木兼寛先生は自らの学校の教授が開腹手術時にガーゼを腹腔内に残したために訴えられた時、法廷で「医者が開腹手術をするということは旅順港閉塞隊が出動するようなもの、あらゆる努力と勢力をこれに注ぎ策を講ずるものだ。腹の中にガーゼを残したくらいは過失ではない。偶然の出来事だ。こんな問題で医者が被告となり賠償責任を負うなどということは、閉塞隊が身命をかけて戦ったにもかかわらず目的を達成できなかったため、軍隊の損失を償わねばならないというのと同じことだ」と述べ、医師側は無罪になったという。今の医師にしてみれば当時は良き時代だったという他ない。

過ちを犯すのは人間の性で、許すのは神様だ

医療に限らず、過ちを犯した時には本人は自ら反省し、これを機会に二度とこのようなことを犯さないようにすることが大切だが、事が重大な時には院長は当事者を処罰しなければならなくなる。これも病院長としては心苦しいことが多い。しかし、最も難しいのは当事者本人の気持の整理の問題で、どのようにして心の傷を癒させるかということである。例えば、看護師さんが抱いていた赤ちゃんをうっかり床に落としてしまったという事故が起こる。こういった場合、幸いに大事に至らなかったとしても当人の方は自責の念にかられパニック状態になって周囲の人が慰めようのないことも多い。もっとも医師も必ずしもミスといえないにしても、あの時こうしていれば患者は助かったのにと、後で悩むことはしばしばで、何故自分が医師に

なったのか後悔したり、時にはこういったことを苦にして廃業したという人もいる。そして医師は誰もこういった苦い経験や自責の念を持っていて、一生にわたってそのいやな思い出を持ち続けているものである。もちろん、時が忘却をもたらす。しかし「過ちを犯すのは人間の性で、許すのは神様だ」という他ないのだ。

◈医師の養成と教育

教育・指導の難しさ

最近では医学・医療の進歩により生命の本質を変えてしまうような事態も現実化し、このような医療についての倫理が問題になり、また医療事故が報道される度に医師の倫理が問われるようになってきた。私も七～八年前から日本医師会で医師の倫理についての問題について検討しているが、結局は倫理とか道徳は個人の問題であり、とくに医学部での教育に問題があるということになり、私の方は大学で教育に当たってきた者として、何時も委員の方々から睨まれたりしている。しかし大学の医学部では専門学科の知識や技能の修得といったことが重視され、倫理とか人格の養成となると、それ以前の教育がより大切であると思わざるを得ない。

ところで、最近では大した理由もないのに少年がバスをハイジャックしたり、また金属バットで一般の通行人に殴りかかり重傷を負わせたり人を殺したりするといった事件が報道されたりしているが、こういう事件が起こると学校長とか担任の先生がマスコミの前で申し訳なさそうに弁明をするのが常である。しかしこのような生徒についての教育や指導が悪かったのではないかといわれても、それ程の責任を教員に負わせるのも酷であると考えられることも多い。要するに、多くの場合、子供の非行などは学校教育の他に、家庭のしつけとか社会環境とかが関わりあっている。

また、ある大臣が「いじめは無くならない」と発言して物議を醸した。しかし、誰もがいじめは無くならないと思っているし、自分自身のことを考えてみれば、程度にもよるが他人をいじめた経験のない人はまずいないであろう。ともかく、われわれは他人をいじめたり、また他人からいじめられてきたともいえるわけで、こういったいじめにどう立ち向かうかが大切なことだということを知っている。もちろん少しでもいじめを無くそうと努力をしている学校の先生といった人たちにとっては大臣の発言は不用意なものだが、「いじめ」といった問題一つを考えてみても、教育の難しさがある。

また、誰もが思っているであろうが、親の思うようには子供は育たないし、また親や先生の言うなりで社会に迎合して行くような、いわゆる優等生ばかりが増えてくれば、この世の進歩は望めないであろうし、これも恐ろしい。

虚学の奨め～豊かな教養

職業の中でも医師となると人の命に関わる仕事に従事することで、倫理といったこと以外に豊かな教養を持つことも大切になる。

とくに医療の場では医師は人である患者を対象としており、それだけに医学や医療技術の学習だけでなく、豊かな教養を身につけるべく、倫理学、哲学、文学、社会学、心理学などのいわゆる一般教養課目をも勉学させるべきであるとの考えが最近強調されるようになってきた。考えてみるとかつて中世の西欧の大学では医師は文法、論理、修辞、幾何、算術、音楽、天文、神学といった諸芸に通じていなければならないとされていたが、われわれもこの時代に戻って考えなおさねばならなくなったといえよう。

ところで、昔から「本の虫」とか「学問の虫」とかいう言葉があって、物事に熱中して離れないという人がいる。かつて医学部で解剖学を教えてこられた先生の話だが、この先生は五十の歳を過ぎると突然、「唯脳論」といったいささか珍奇な言葉を使って、何冊かのエッセイ風の一般書を出版し、講演やテレビ出演とかマスコミに乗って大活躍されるようになった。そして自分で勝手に定年だと言って大学の定年を待たずに、さっさと税金で賄われている大学を辞められた。もちろんその後も一般社会の中で大活躍されている。

先生は桁外れの読書家で、森羅万象あらゆるジャンルの書を読んでおられ、また自由な発想で切れの良い文章を書かれるので、私も先生の書を愛読している。もう何年も前のこと、先生は『本が虫』という書を出版され、早速読んでみたが、内容は数多くの本の書評を中心にしたエッセイ風のもので、「本の虫」という表題でもよさそうだが、昆虫の蒐集家としても知られている先生のことで、自分は本以上に虫に凝っている、本と虫とは区別つけ難しというので「本が虫」という表題にされたらしい。

そんな先生の昆虫採りの姿がテレビで放映され、これが子供たちに人気があったという。ある時、テレビを見ていると先生がイギリスで昆虫博物館を訪れたり昆虫採取をしておられる様が放映されており、時々子供が質問しそれに先生がお答えになるという子供向けの番組のようであった。ところが最後に「先生、こんな虫採りや虫集めはとても僕にはお勉強とは思われませんが」と子供が言うのを聞いて、思わず苦笑してしまった。おそらく先生のことだから、こんなセリフを子供に言わせたに違いないが、昆虫の蒐集といったことが世の中の役に立つのかという先生特有の自嘲の気持であろう。

ともかく、直接、社会の役には立ちそうにない、いわば社会的ニーズのないような学問はしばしば「虚学」と呼ばれ、大学の文学部などはその宝庫だとさえいわれている。しかし考えてみれば、そもそも学問は真理の追究であって、社会の役に立つとか立たないとかいったこととは関係がない。そこでこの世に虚学があっても不思議ではない。

しかし、現代のようにプラグマティズム（実用主義）が社会を支配し、また社会の要求が性急となると文科系の学問は虚学のレッテルを貼られ、大学から追放される危険性がある。しかし、虚学といっても長い目で見れば役立つこともあろうし、また学問はいざ必要だとしても一朝一夕にして成り立つものではない。またそもそも役に立つとか立たないとかいうことを判断すること自体が難しい。

近年、社会は物質的な利益を追い求め、科学の進歩によって、かえって人類は存在の危機を感じるようになってきた。医学の分野でも遺伝子の解明や生殖医学の進歩に伴ってヒトそのものの本質が変えられるのではないかといった危惧も起こってきた。そこで生命倫理とか医の倫理の必要性が説かれ、人間とは何か、人間の幸せとは何かといった、いわば人生の価値観を人びとに教えることの重要性が指摘され、いわば虚学と思われる学問の必要性が叫ばれるようになってきているといえよう。

ともあれ、現在、わが国の大学での医学教育では後述するように臨床実習が重視される傾向にあり、六年間の一貫教育ということで、ややもすると教養課程が圧縮される傾向にあり、アメリカのように他学部を卒業した学生を医学部に入学させる八年制の教育制度も提唱されている。

もちろん、大学の教育期間を延長すれば、それだけ教育効果が上がるともいえないが、豊かな人間性を持った医師養成ということでは高等学校での教育を含めて、もう少し虚学といわれるものの教育を重視すべきであろう。

Ⅲ　いろいろな医師、その生涯～江戸から明治にかけて活躍した医師たち

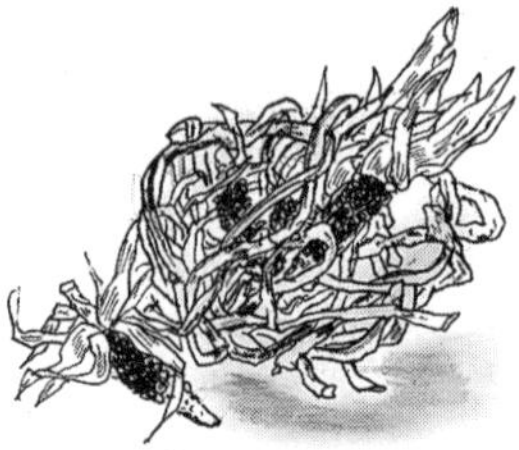

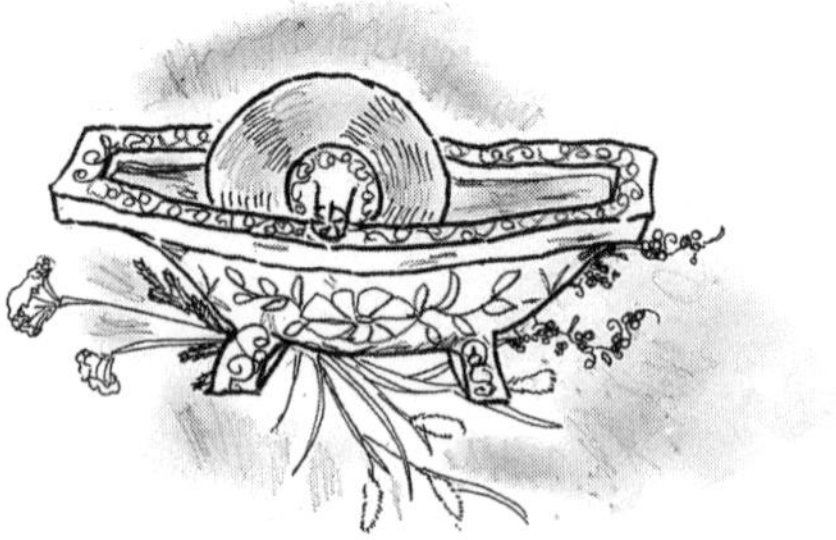

◈国学者、本居宣長・平田篤胤と医業

わが国の近代医学すなわち西洋医学は十六世紀の頃より伝わったもので、とくに江戸時代は長崎の出島に来日したオランダの医師を通して輸入され、多くの蘭方医が育った。しかし、わが国ではこの江戸時代、なお医学は古代中国の医学を基にした漢方が主流で、漢方医が大勢を占めていた。この漢方医学は陰陽・五行といった観念論や経験に立脚した薬物療法、鍼灸が中心で、人体解剖学を基にした科学的な西洋医学とは対比的で、とくに外科となるとほとんど用をなさなかった。

また医師といっても、とくに社会的に認知された資格というものはなく、多くの人は先輩の医家に学び、後に開業するのが習いで、その実力、能力、学識も様々で、玉石混交であったことは想像に難くない。そこで、金儲けに走る医者とか「やぶ（藪）医者」というのがよく世間の話題になる。

テレビのクイズ番組ではないが、この「やぶ医者」の語源となると諸説があるようで、「風（かぜ、感冒）が吹くと僅かなことでも騒ぐ」からだとか、「藪の中では先が見えない」要するに「見通しのきかない医者」だからだとか、治療のための薬種を買う金がないので、「藪の中

で薬草を採ってくる」ような医者、また「野巫医《やぶ》」すなわち呪いや加持祈祷で治療するような医者をいうのだといった諸説がある。さらには、ヤブカンゾウとかヤブソテツといった草花の名前にあるように「やぶ」というのは似て非なるものという意味で、そこから来ているともいわれている。こんなわけで、ごく普通に常に使っている言葉でも、その語源を考えると結構いろいろなことがあるものである。

それはともかくとして、江戸時代も中期になると、当時、世に広まっていた儒教や仏教などに対して、わが国固有の文化や伝統を復活させようという国学が出現し、荷田春満、加茂真淵そして本居宣長、平田篤胤といったいわゆる国学者が活躍する。そして、彼等の思想は明治維新の原動力となった。

中でも本居宣長（一七三〇―一八〇一）と平田篤胤（一七七六―一八四三）は共に医師としても働いており、彼等の医業と国学者としての道を辿ってみると面白い。

本居宣長は松坂に生れ、二十二歳の時、京都に赴き、漢学、儒学そして医学を学んだ。とくに当時小児科医として有名であった武川幸順の下で医学を学び、五年間の京都での勉学の後、故郷の松坂に帰って開業し、以来、一生にわたり町医者として医業を行う一方で国学の研究や執筆さらに弟子の教育にあたり、医者としてよりも国学者として知られている。しかし、宣長の生活はそれ程楽なものでなかったようで、生活費の半分は医業により稼いだもので、また、自分が調合した薬を売って、糊口を凌いでいたともいわれている。要するに本業は医業で、古学の研究の方は余暇の仕事だったということであろう。

平田篤胤は秋田に生れ、二十歳で江戸に出て勉学に励んだ。とくにわが国古来の文書や伝説などに通暁したばかりでなく、儒教、道教、仏教やキリスト教、さらに易学、暦学、医学などあらゆる分野のことを学び、その知識、読書力、記憶力、理解力には驚くべきものがある。そして「外国の事をも知らざれば御国の学問とは言うべからず」として、内外の莫大な知識を基にわが国の歴史を見直し、古学を再興したといえる。

ところで、篤胤は幼少の頃、叔父の大和田柳元に医術を学んだことがあり、文化四年（一八〇七年）、三十三歳の時、元瑞という名で江戸で医業を開業した。この開業は当時、養家の家計が苦しく、生計を助けるためであったようで、開業してみたものの、うまくは行かず、また古学の研究に専心するという理由で二年で廃業してしまった。廃業にあたり弟子に行った講義内容を記した『志都乃石室（俗称、医道大意）』を読むと、篤胤の医学に対する高度の知識と当時の開業医の実態などが知られ興味深い。

この書の中で、篤胤はまずあまりにも医学を知らない医師が多いと嘆き、その下巻において人体の構造について詳細な説明をしている。篤胤はオランダ語をも学んだが、実際にオランダ語の原著をどの位読んでいたのかわからない。しかし、ここで篤胤が述べている内容は、当時の蘭方医の高いレベルの知識であり、わが国での最初の本格的解剖書、杉田玄白訳の『解体新書』〜クルムスの解剖書訳（一七七四年）〜だけでなく、宇田川玄真の『医範提綱』などに基いており、後者の刊行（一八〇五年）は『志都乃石室』の書かれた三〜四年前というわけで、篤胤はこの時すでにわが国における最新の蘭書の知識をもすでに吸収していたということになる。

また篤胤自身、腑分け（死体解剖）を四回にわたり見たとしており、その探究心というか好奇心には驚くばかりである。しかし、人体構造を知ることの大切さを説く一方において、死体を解剖するようなことは、心ある者の出来るものではなく、すでに前述したような立派な解剖書があるのでこれを読めばそれで足りる。もしそれでも納得のいかない人は猿とか獺（かわうそ）を解剖すればよいとして、解剖無用論を述べている。また、自分は未だに大倭心のみやびなども知らなかった若い時代に血気に任せて腑分けを見たわけだと弁明している。

このように篤胤は、オランダ医学を評価し、また実際の診療にあたって漢方医学、とくに張仲景の『傷寒論』を推奨したりしているが、医学についての篤胤特有の皇国観も捨てているわけではない。すなわち、そもそも世界の医学は、大穴牟遅神《おおあなむじのかみ》（大国主神）と少彦名神の二柱の神によるもので、外国で育った医学や医療技術もすべてこの神々の御意志によるものである。そして、外国の国々では、わが国と異なって人の心悪く、物思いごと煩わしく、悪い病気が多いために医薬が発達したもので、これをわが国に取り入れる時にはその利害をよく考えて良いところだけを受入れることが大切としている。こういった説明は少し苦しいところもあるが、そこには篤胤特有の皇国史観が展開されている。

前述したように、篤胤は二年ばかりの開業で医者は廃業したわけだが、その間、周囲の開業医を眺め、その状態を述べており、それを読むと現在でも通用するような話が幾つもある。

大抵の医者どもは不学文盲で利欲のみを事とし、貴賤のへだて甚だしく、寒いとか暑い時などには不在を理由に診療を断ったり、「少し為めになりそうな病家へは、何でもない病にも、日に二度も三度も見舞って……大小便でもなめぬばかりに世話をやき、年始暑寒の見舞はいうに及ばず、ふだんも伺候してきげんを取り、……また組合というのがあって、五人か七人の医者が申し合わせて、その奸曲（わるだくみ）のやりようを見ていると、誠いかほどまでにも心の行届くものかと感心することばかり多いでござる」と慨嘆し、組合の医師達の利権擁護のための巧妙なやり口を幾つも述べ、こういう実態を見聞きするたびに医者がいやになり開業はやめた……。

川柳に「脈よりも足もとを見て医者は逃げ」とあるが、多くの開業医はこんなものだと篤胤は述べている。さらにこの話の末尾には「医者の風のわるく成たるも、実は病家もまたわるいからでもある……第一に医者を殊の外に安く扱う」とあり、「これより以下はゆえ有て除かれたり」として終わっていて、この辺りも面白い。

ともあれ、平田篤胤は莫大な著書を残し、また弟子、崇敬者も多く、とくに明治から昭和の初期にかけては篤胤についての書も数多く出されている。すでに述べたが、篤胤は神国としてのわが国の卓越性を示す皇国史観に立ちながらも、現実に存在してきた中国の医学や新

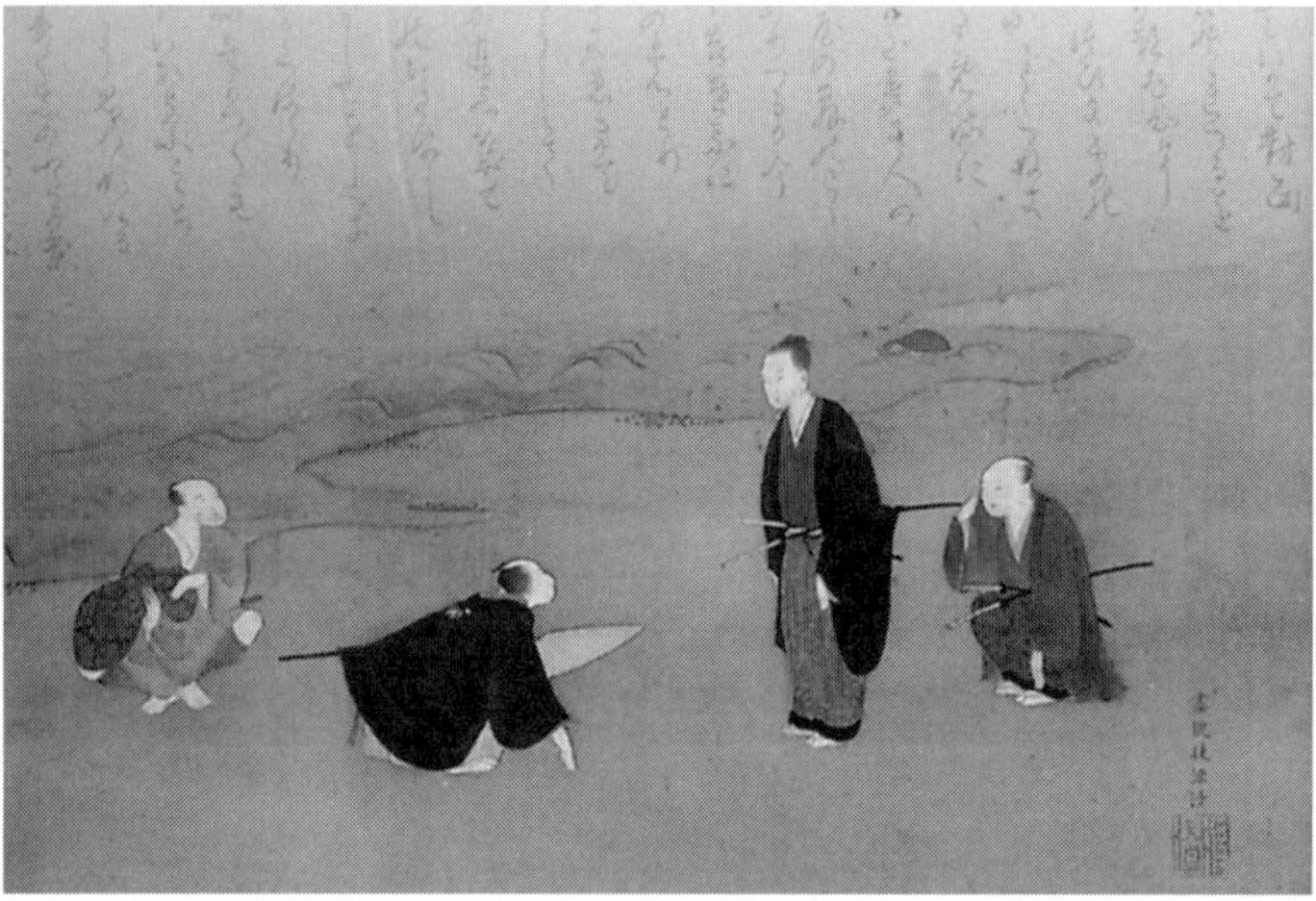

平田篤胤（左）は本居宣長（右）を深く尊敬し弟子入りを望んでいたとされているが、宣長の生存中には宣長の名すら知らず会うことはなかった。宣長の没後、夢で会い、入門を願いその模様を絵に描かせた。（夢中対面図）（平田神社　米田勝安氏提供）

しいオランダ医学の優れていることをも認め、また人体解剖学の知識に基く合理的医学の必要性を唱える一方で、呪術（まじない）といったものの効力も無視できないとして、事実、晩年、秋田に追放された折には藩主の病にあたり、医薬の処方と共に祈祷をしたという。このように、篤胤には現実を容認して物事を考えるといったプラグマティズムというべきものがあった。また、医学を学び、一時期開業していたこともあるが、専ら国学に専心した。もちろん篤胤は宣長と同様、基本的には古事記や日本書紀に傾倒し、宣長を深く尊敬していたが、源氏物語や古今和歌集などの文学や詩歌に親しみ、古代の人の風雅の趣、もののあわれをも知る人であった宣長とは対照的で、より理論的、現実的な物の見方をしていたといえる。要するに宣長は「情」を解する人で、篤胤は「理」の人であったといえよう。このような性格の違いがあったが、二人とも医学の素養を身につけており、古道を語るのに考証を重んじたことは特筆されよう。もっとも篤胤の方は独善性が目立つといえるが。

また宣長は「あながち博識がよいというわけでなく、大事な本を見ることがおろそかになる」、益になることと害になることもあるとしているが、篤胤の方はそんなことにはお構いなく、森羅万象、どんな領域の書でも読んでしまうという勢いで、進取の気性、その性格もより激しく、教祖的性格も強く、晩年には江戸から追放されてしまう。また、それだけに篤胤の影響は明治維持において大きな影響を与えた。とくに農村や地方での信奉者が多く、このことは島崎藤村の著『夜明け前』に詳述されている。また篤胤の民族主義〈nativism〉、皇国思想は第二次世界大戦に利用されたこともあって戦後は篤胤を語る人も少なかったが、最近では外国人の史家にも注目され（McNally M : Proving the way. Conflict and practice in the history of Japanese nativism. Harvard University Asia Center, 2005）、さらに新しい視点から見直されている（米田勝安、荒俣宏編　平田篤胤『別冊太陽』、平凡社、二〇〇四年）。

ともあれ、明治時代以後でも、森鷗外、斉藤茂吉など医師で作家や歌人として活躍した人は数多い。こういう人たちをみると、どちらが本業かわからないところもあるが、医学とか医業を完全に捨ててしまうような人の方が少ない。これは作家とか歌人では飯が食えないというべきか、また医学、医業にはそれなりの魅力があるのかどちらかであろう。こういった面で、江戸時代の宣長と篤胤の生き様をみると面白い。

ともかく、後に名を残した学者でも学問では飯が食えないわけで、その貧乏ぶりについての話は数多い。その中でも最も有名なのは荻生徂徠の話で、これは講談や落語、浪花節の種になっている。田舎から江戸にやって来た若き徂徠は儒学を教え細々と生計を立てていたが、その貧乏ぶりを見かねた近辺の豆腐屋さんが、何時もおからをあげていた。その後、出世した徂徠はこの豆腐屋の恩を忘れず、何がしかの米を贈り続けたという美談である。感激する豆腐屋に徂徠は「何を申す。そなたとは昔からきからずの縁ではないか」と答えたというのが落語のオチとなっている。

もちろん、学者貧乏は何時の世でも同じである。

◈幕末から明治にかけて生きた医師たち～医跡の散歩

伊東玄朴～蘭方医の地位向上に尽す

東京の神田岩本町の交差点近くにお玉ヶ池種痘所記念碑というのが建っている。江戸時代にはこの近くにお玉ヶ池という池があって、この近辺には北辰一刀流の千葉周作の剣道場や数多

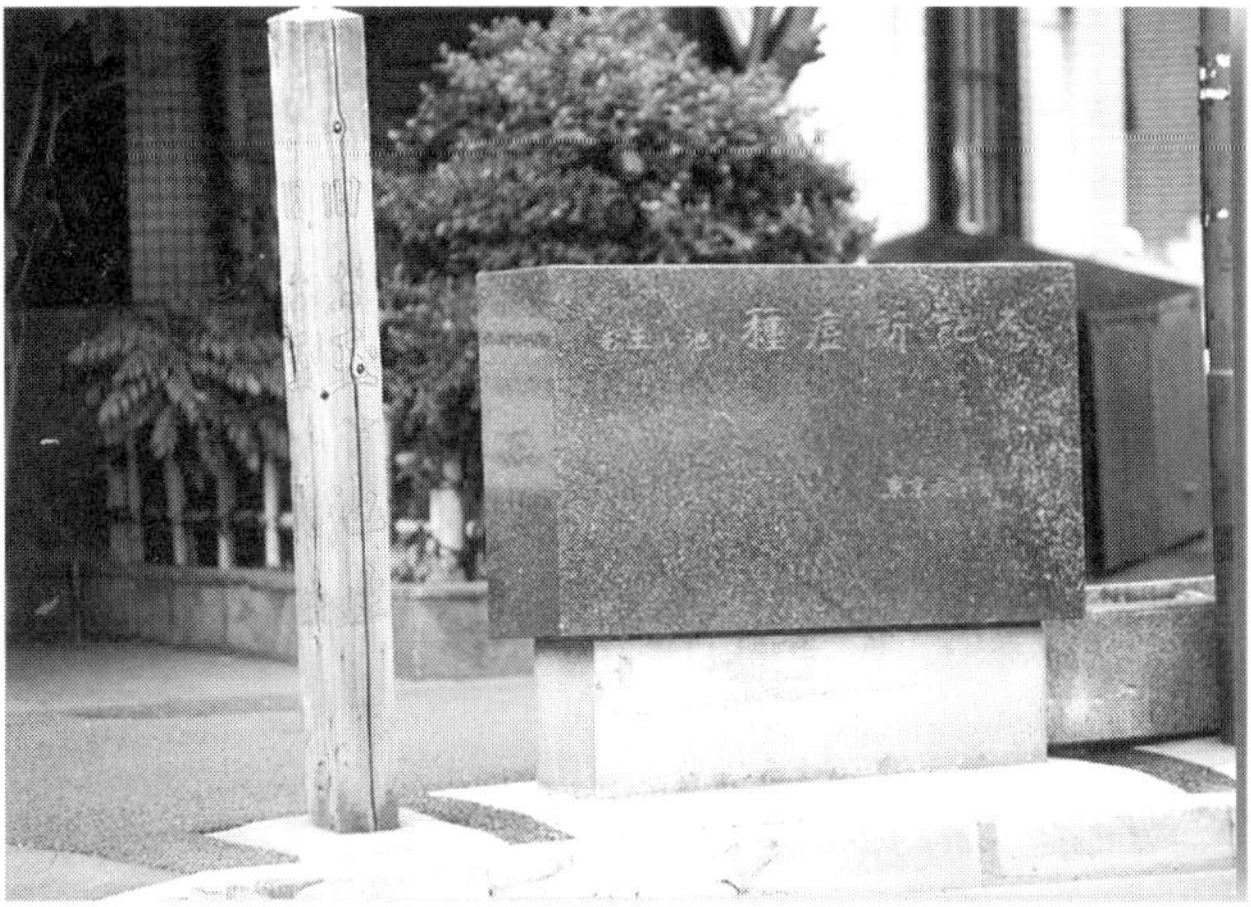

お玉が池種痘所跡記念碑（東京、神田岩本町）

くの私塾などもあり庶民的な街だったようだが、幕末の一八五八年、当時の江戸在住の蘭方医八三名の拠金によって、この地に江戸における初の種痘所が創られ、それがその後の変遷を経て現在の東京大学医学部へと発展した。当時の医学はなお伝統的な漢方が主体で、新興の蘭方医は数も少く弾圧を受けたり、肩身の狭い思いもしていたようだが、折しも西洋から伝えられた種痘の効果が世に認められるようになったのを機に自分達の地位を向上させるべく、この種痘所を創りこれを拠点としようとしたわけである。その中心となったのが伊東玄朴である。

伊東玄朴の旧居は現在の佐賀市に残されているが、玄朴は農家の出身で、長崎でオランダ商館の医師、シーボルトに学び、その後江戸において開業した。玄朴はオランダ医学の書を訳したり、またわが国で初めてクロロホルムの吸入麻酔下で足

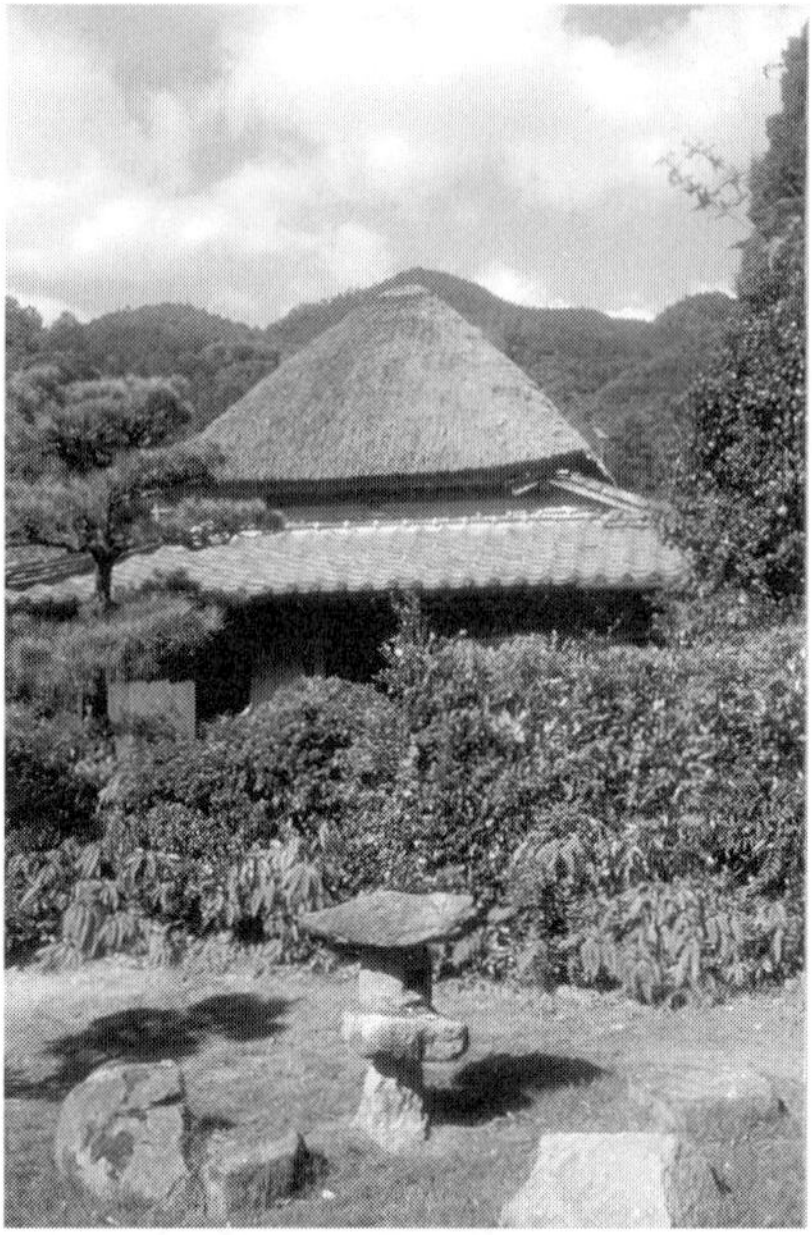

伊東玄朴の旧宅（佐賀市）

の切断手術をしたとされ、優れた蘭方医として繁盛した。

ところで、前述したお玉ヶ池種痘所が出来た一八五八年（安政五年）、第十三代将軍家定が病となり、侍医たちがいろいろと加療をしたが効なく、当時江戸で評判の高かった玄朴が召された。玄朴は籠で往診中に捕まり、そのまま連れられ家定の診療をしたという。すでに病重く、二〜三日の余命と診断したが、将軍は玄朴の予想通りに死去したことで、彼は名声を博し、以後将軍家奥医師の一人に加えられた。玄朴によって初めて本格的蘭方医が将軍の侍医となったわけだが、玄朴は仲間の蘭方医を侍医に加えることも忘れなかった。このように玄朴は開業医として繁盛しただけでなく、当時の蘭方医の地位の向上に尽したことで歴史にその名を残している。明治四年、七十歳で死去し、墓は東京谷中の天龍院内にある。

余談だが、私は一昔前に昭和天皇の手術を担当したことがあるが、奇しくも玄朴が将軍を拝診したのと同年配のことで、しかもあれよあれよという内に手術に関与させられたようでもあって、以後、玄朴先生になにか親近感を覚えている。

松本良順〜血統正しきエリート

前述した長崎のオランダ商館の医師シーボルトは数年間日本に滞在し、伊東玄朴を初めとして多くの洋医を育てた。その後二十年して、一八五七年、オランダの医師ポンペが来日し、ポンペも熱心に教育にあたり、百人を越す医師を育て、彼らは幕末から明治維新にかけて大活躍をしたことは特記される。

その中で最大の人物は松本良順であろう。良順は長崎の商館長ニーマンに蘭学を教わった医師、佐藤泰然の次男で、幼少の頃より非凡の才能を持ち、学問に親しみ、幕府の侍医の松本良甫の養子となったが、当時の漢方医学に満足せず長崎に出向しポンペの弟子となった。

父、泰然は洋医の養成を目指して千葉県の佐倉に順天堂を創り、これは当時緒方洪庵が大阪に創った適塾と天下を二分する洋学塾として栄え、これらの塾に学んだ英才は後に明治維新において重要な役を果している。とくに順天堂は医学の臨床を重視し、直接洋医の養成に熱心で、今日の順天堂大学の基となっている。

良順はポンペの帰国後、幕末の江戸幕府の西洋医学所（お玉ヶ池種痘所から発展したもの）の副頭取となり、頭取の緒方洪庵の死去後、その後を継ぎ将軍や近藤勇など幕臣の診療にもあ

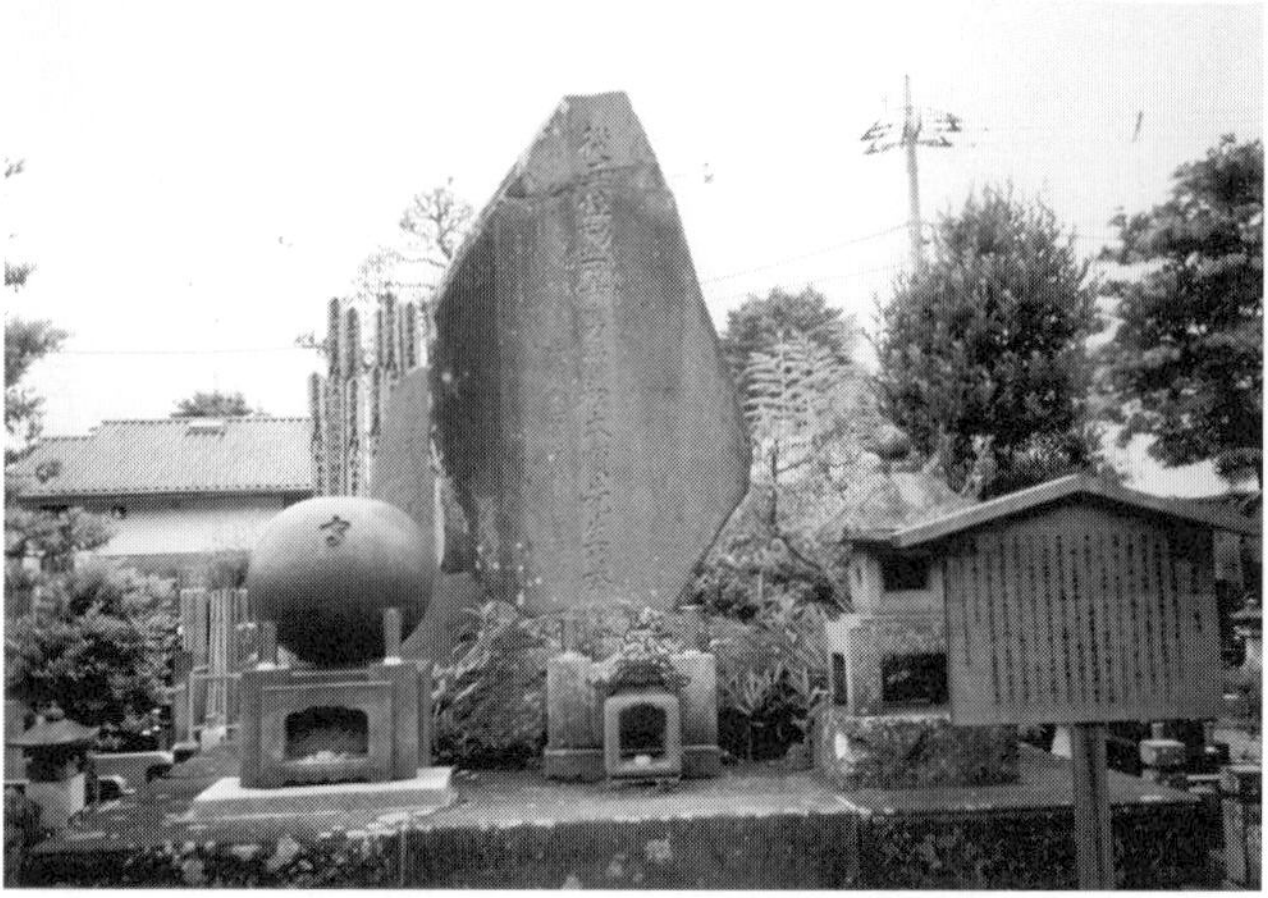

松本良順の墓（神奈川県大磯、妙大寺）

たった。一八六八年、江戸開城、そして上野彰義隊の敗北、戊辰戦争と世は急速に変転する中、良順は幕軍と共に会津若松に立てこもる。そして若松城の落城を前に仙台へ逃れ、海路横浜に潜入するが、父泰然などの説得で自首し逮捕される。放免後は東京早稲田で開業する。良順は官軍の敵だが、旧幕府の将軍の脈をとった医師ということもあって大繁盛で、再び安逸な生活を味わい始めていた。ところが一方において新政府も人材不足で、この逸材を放ってはおかない。早々、山県有朋、西郷隆盛が直接訪れ説得にあたり、結局良順はかつては敵であった明治政府に任官し、後に陸軍軍医総監、男爵となり出世した。もちろん、医師は基本的には患者が対象であり、またその他いろいろな理由があったことであろうが、血統の良いエリートの生き様としては考えられそうな転身でもある。

松本良順は見識のある医師でもあって、当時の医師どもの堕落を嘆いて「中年の人自ら髪を剃り道服を襲ひ称して医者とさえ云ば世人も是を異む事なかりき。糊口の為に阿諛佞笑《あゆねいしょう》、病家の妻妾に取り入り酒宴の興を添へ、金銭の口付、嫁取の媒酌を以て傍ら家業となしたれば十人の医者中遊芸三絃尺八等を知らざる者は僅々二人而已なりし……」と述べている。現在流にいうと「よい年をして白衣を着て医者だと言えば世の中の人も信用する。お金を稼ぐために患者の家族に取り入り、接待を受け、謝礼を受け取り、また仲人を業とする。カラオケで歌を歌わない者は十人に二人ぐらいなものだ」ということになろうが、どうも現在にも通用しそうな苦言である。ともかく良順は当時では最も優れていた立派な洋医であったことは確かであるが、その変り身の早さはいささか気になる。

良順は引退後は神奈川県大磯に住み、海水浴場の開設に努め、立派な墓が当地の妙大寺にある。

関　寛斉〜三つの像

北海道中部の山間部に陸別という小さな街がある。何しろこの地は日本でも最低気温の記録を持っているようで、自動車会社の低温パイロットコースもあるというから、冬は相当に寒いに違いない。陸別には根室本線の池田駅と石北本線（旭川〜網走間）の北見駅を結ぶ旧国鉄の路線駅があり、この鉄道は今では第三セクターの路線として運行されているが一日数本の列車

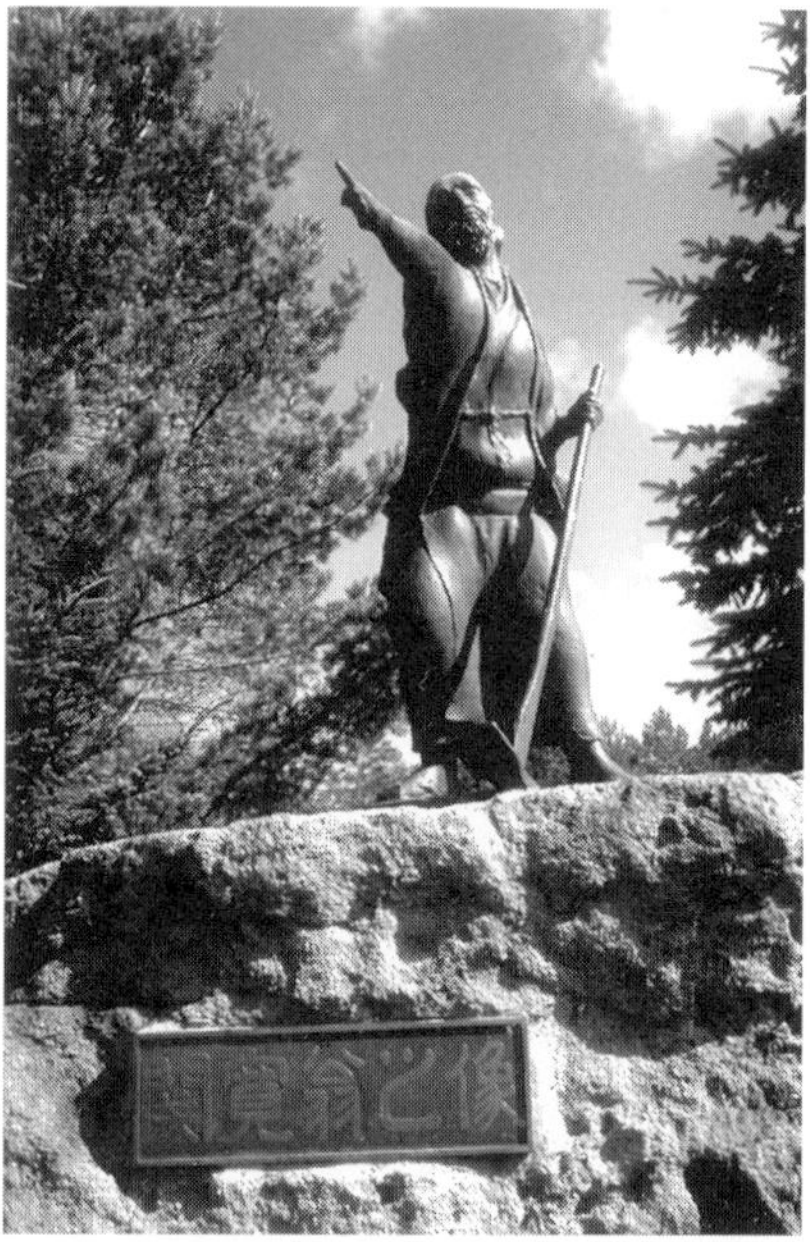

関寛斉の像（北海道陸別）

しかない。そして「ふるさと銀河線ホーム」の陸別の駅舎の一角に関寛斉資料館というのがあり、幕末から明治の終わりまで生きた最後の蘭方医というべき関寛斉の遺品や資料が展示されている。また、町外れの小高い丘には寛斉を祭る神社（跡?）、祠や記念碑があり、さらに町役場の傍らの公園には鍬を手にした農夫姿の寛斉の像が立っている。

この関寛斉は故司馬遼太郎の書いた『胡蝶の夢』の中に前述した松本良順また語学の天才でいささか変った性格の伊之助（司馬凌海）と共に登場する人物で、当代一流の蘭方医であったにもかかわらず華やかな歴史の上には登場せず、特異な生涯を送ったことで興味深い。その様は司馬遼太郎の筆で詳述されている。

関寛斉は一八三〇年、現在の千葉県東金市の貧しい農家に生まれ、関家の養子となり志を立て佐倉順天堂、佐藤泰然の下で蘭方医学を学んだ。その後、銚子などで開業していたが、銚子の醸造業の篤志家、浜口悟陵（後にニューヨークで病死）に見込まれ、その援助で長崎のポンペの下で松本良順らと共に勉学する。ポンペの帰国後は請われて徳島藩主、蜂須賀斉裕の侍医となったが、徳島藩が官軍に加担したため、戊辰戦争では官軍の医師として幕軍を敵とすることになった。前述したように会津にて官軍に対抗した幕軍には兄弟子の松本良順がおり、これと相対することになったわけである。寛斉は茨城県から北方に進撃した官軍の野戦病院長を務め、また当時官軍に加担したイギリスの大使官付医師ウイリアム・ウィリスは新潟方面から進撃する官軍の野戦病院長として活躍した。また佐倉順天堂およびポンペの下で共に学んだ順天堂佐藤泰然の養子の佐藤尚中、またその養子の佐藤進なども官軍側の軍医として働き、かつての仲間は二つに分かれて対峙したことになる。

会津若松の幕軍の投降後、寛斉は江戸に凱旋し当然官軍の主要な医師として新政府の要職に着くものと思われていたが、任官を断り徳島へ戻ってしまった。徳島では新設の藩病院の院長などを務めたが、上司とのトラブルからこれを辞し、一時、海軍省に出仕したり、山梨県甲府の病院長を務めたりしたが、結局は徳島で開業する。要するに宮仕えは出来ない性格の男の姿がそこに見られる。明治六年、当時四十三歳であった。

ここで一生を終えれば、それはよくある話ということになるが、開業して約三十年、財産も出来たが、何を思ったのか突然全てを精算して北海道の斗満（現在の陸別）に入植し、開拓に従事する。当時すでに七十二歳であった。そして明治の終わりと共に自らの八十三歳の命を絶った。「諸《もろ》ともに契《ちぎ》りしことは半ばにて、斗満の露と消えしこの身は」彼の辞世というべき歌である。

関寛斉は、前述した松本良順と共にその時代の洋医として第一級の実力を持ちながら、貧農の生れで常に何か土臭さが付きまとい、また生来の自由な反骨精神が軽薄な立身出世を阻んだともいえよう。この点、医家の子息として生れ血統の正しかった秀才、いわば都会育ちの松本良順と対照的性格であったのであろう。

ともかく、未開の大地に鍬を入れて過ごしていた寛斉ではあったが、晩年には冬が近づくと毎年雁のように東京にやって来たようで、七十八歳の時、突如、東京郊外に徳富蘆花を訪れている。蘆花は著書『みみずのたはごと』の中で、「明治四十一年四月二日の昼過ぎ、妙な爺さんが訪ねて来た……」「順に行けば、軍医総監男爵は造作もないことであったろうが、持って生れた気骨が兎角邪魔をなして、上官と反りが合わず……」と寛斉のことを語っており、その後蘆花自身も、鉄道の開通と共に陸別の地に寛斉を訪れ、その生活の様子をその中で述べている。

晩年の寛斉は、毎日水浴びをし、冬でも氷を割って水浴びを欠かさなかったし、またよく老子を読んでいたという。「被褐懐玉」（ボロを着て才能を隠す）、また「和光同仁」（自分の才能を控え目にして俗人と同化する）この老子の言葉が寛斉の一生を貫くものではなかったであろうか。

ともかく、当代一流の名医で、この特異な性格の持ち主であった寛斉は、司馬遼太郎の筆の影響もあってか、現代の世に再び見直され、生地の千葉県東金市には胸像が建ち、徳島の旧邸跡にある城東高校には記念碑が、そして最近（一九九七年）では中徳島河畔にその胸像が設立され、根強いファンを引きつけている。日本全国、三つの都会に像が建てられているといった人物はそうざらにはいない。それだけにこの寛斉の性格、生涯は共感を呼ぶものといえよう。

高松凌雲〜最初のフランス留学医師

東京の上野駅から東へ少し行ったところに三輪の交差点があり、その付近に円通寺というお寺がある。本堂の方は新しく建て替えられ風情がないが、左手に古びた木造の黒い門があり、よく見ると弾丸の跡が無数に見られる。明治時代の初め、上野の彰義隊の戦死者が放置されていたのを、このお寺の住職が引取って手厚く供養したことで、上野寛永寺の黒門がここに移されたという。その裏手に、徳川の幕臣として最後まで戦った榎本武揚らの碑と共に「高松凌雲君追悼碑」という大きな石碑が建っている。

この高松凌雲は、幕末から明治にかけて生きた洋医の一人で、戊辰戦争で榎本武揚らと函館に立てこもり最後の戦いの場にあったことで、ここにその碑が建っているわけである。凌雲は一八五六年、今の福岡県小郡市の庄屋の三男として生れ、久留米藩士の養子となったが、脱藩して江戸の蘭方医・石川桜所（良信）、また大阪の適塾に学び、再び桜所のもとに戻り、

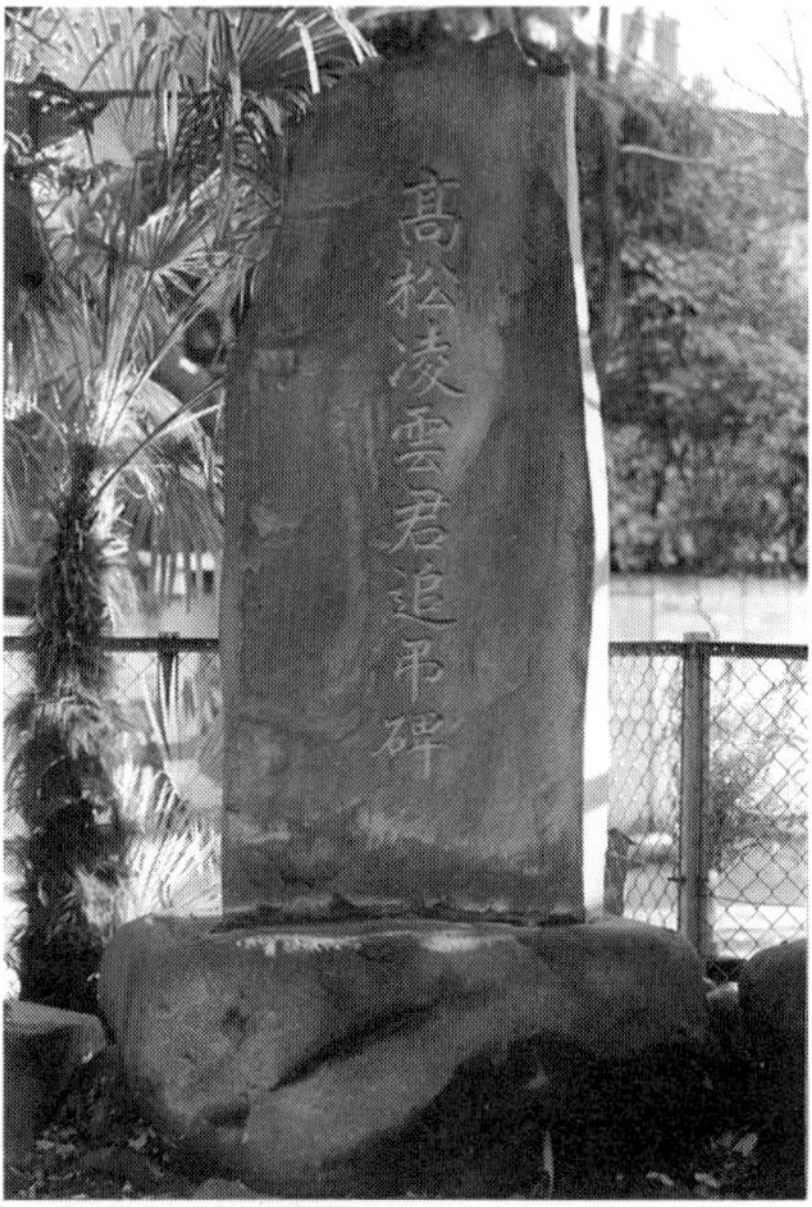

高松凌雲追悼碑（東京、三ノ輪円通寺）
〜榎本武揚の碑と並んでいる

桜所と共に一橋家付医師を務めていた。しかし一橋家の主君、慶喜が十五代将軍になると共に将軍の奥詰医師となり、さらに慶応三年（一八六七年）の第五回パリ万国博覧会に際して慶喜の弟・徳川昭武を団長とする幕府使節団の一員に選ばれて渡欧した。凌雲は使節団の任務が終わった後も、パリに留り、パリの最も有名な病院であるオテル・デュー（Hôtel Dieu）で学んでいたが、幕府危うしとの報を受け急遽帰国した。帰国すると慶喜はすでに大政奉還し水戸に隠退しており、結局は凌雲は榎本武揚らの幕臣と共に北海道の函館に赴き、官軍に抵抗する。凌雲のパリの病院での医学の研修はせいぜい三〜四ヶ月であったが、彼はその成果を生かし、傷病者の手当てをし、とくにヨーロッパで学んだ精神に基づいて敵味方なく傷病者を治療した。彼の治療は優れていたようで、この戊辰戦争で活躍したイギリスの医師ウイリスの肢切断術の成果に比し、はるかに好い成績を残している。ちなみに、ウイリスが戊辰戦争中、手足の切断をした一六例中、死を免れた者は二人であったという。

凌雲は幕軍投降後は捕われの身となったが、しばらくして謹慎を解かれ、新政府への仕官を勧められたが、共に戦って戦死した同志、とくに幕臣で戦死した実兄の古屋佐久左衛門のことなどを思い、かつての敵軍に仕える気がせず、「亡国の遺臣、何の顔ありてか新政府の人と伍せん」として仕官を断り、東京の下町で開業した。そして、とくに貧民救済のための組織として「同愛社」を結成したり、また東京医会の会長などを歴任し、医療に尽くした。

凌雲は戦いでは敵味方の区別なく戦傷者を治療するという、いわゆる赤十字精神を実践したが、わが国でも明治十年の西南戦争を期に佐野常民らにより、その精神に基く博愛社が創立され、さらに明治二十年には日本赤十字社が正式に成立し、常民が初代社長に就いた。

常民は現在の佐賀市の生れで、大阪の適塾や長崎の海軍伝習所などで洋学を勉強し、また一時期、江戸で蘭方医の伊藤玄朴の下で医学を学び、その後佐賀藩の武器の近代化、とくに海軍の軍備の充実に尽くした人物で、前述した慶応三年のパリの万博には佐賀藩の使節団の団長として参加した。さらに明治時代になると明治六年、ウィーンでの万博にも政府使節団の副総裁として参加するなど、外国通として活躍し、その後日本赤十字社の初代社長に就任した。常民は大阪の適塾では高松凌雲の先輩で、また慶応三年のパリ万博ではおそらくお互いに顔を合わせていたことでもあり、日本赤十字社の創立についても常民は凌雲に協力を求めたが、凌雲はこれが陸軍軍部の主導で行われていることに反発して断ったという。もちろん凌雲にしてみればもう少し複雑な気持ちもあったことであろう。

高松凌雲についてはすでに一九八〇年に出版された木本至著『医の時代』（マルジュ社）そして最近出版された吉村昭著『夜明けの雷鳴』（文藝春秋、二〇〇〇年）に詳述されている。

また余談だが、このパリ万博に参加した佐賀藩の使節団は計五名で、その中の一人、豪商・野中元右衛門（枯水）はパリで病死し、その墓はパリのペール・ラシェーズの墓地にあるというので、かつて私はこの墓地の近くの病院に留学していたこともあって、野中枯水の墓を探したことがあるが、その時は見つからず、そのままになっていた。ところが数年ばかり前、パリに留学していた後輩の外科医の安藤秀彦先生がこの墓を探しあてて、その写真を下さり私も何かほっとした。墓碑には「大日本肥前野中元右衛門之墓」と漢字で書かれている。

ともあれ、船旅で、パリまで一ヶ月以上もかかった時代で、旅そのものも命がけであったことであろうし、それを思うと当時の日本人の意気込みには敬服する。またこういった人たちの努力により明治の近代化が成し遂げられたことを思うと、現在のわれわれはまだまだ元気が足りないように思われてならない。

戊辰戦争で活躍した洋医の運命

これまで松本良順、関寛斉、高松凌雲について述べてきたが、彼らは幕末当時、わが国を代表する洋医で、当時とくに戦場では全く役立たずの漢方医に代って大活躍をしたことは確かである。ところで戊辰戦争では、良順は会津若松で、凌雲は函館で幕軍の医師として活躍し、良順の弟弟子の寛斉は皮肉なことに東方に進出した官軍の野戦病院長として対峙した。また、良順の父、佐藤泰然の養子の佐藤尚中も官軍として宇都宮方面に赴き、その養子、佐藤進も新潟方面に進攻した官軍の下で、イギリスの医師ウイリスと共に治療に従事した。このように、当時のこれらの洋医は二分されて戦ったことになるが、戦後、新政府になって、彼らがどのような運命をたどったのかもう一度追ってみると、それぞれの人の性格が浮き彫りにされ興味深い。

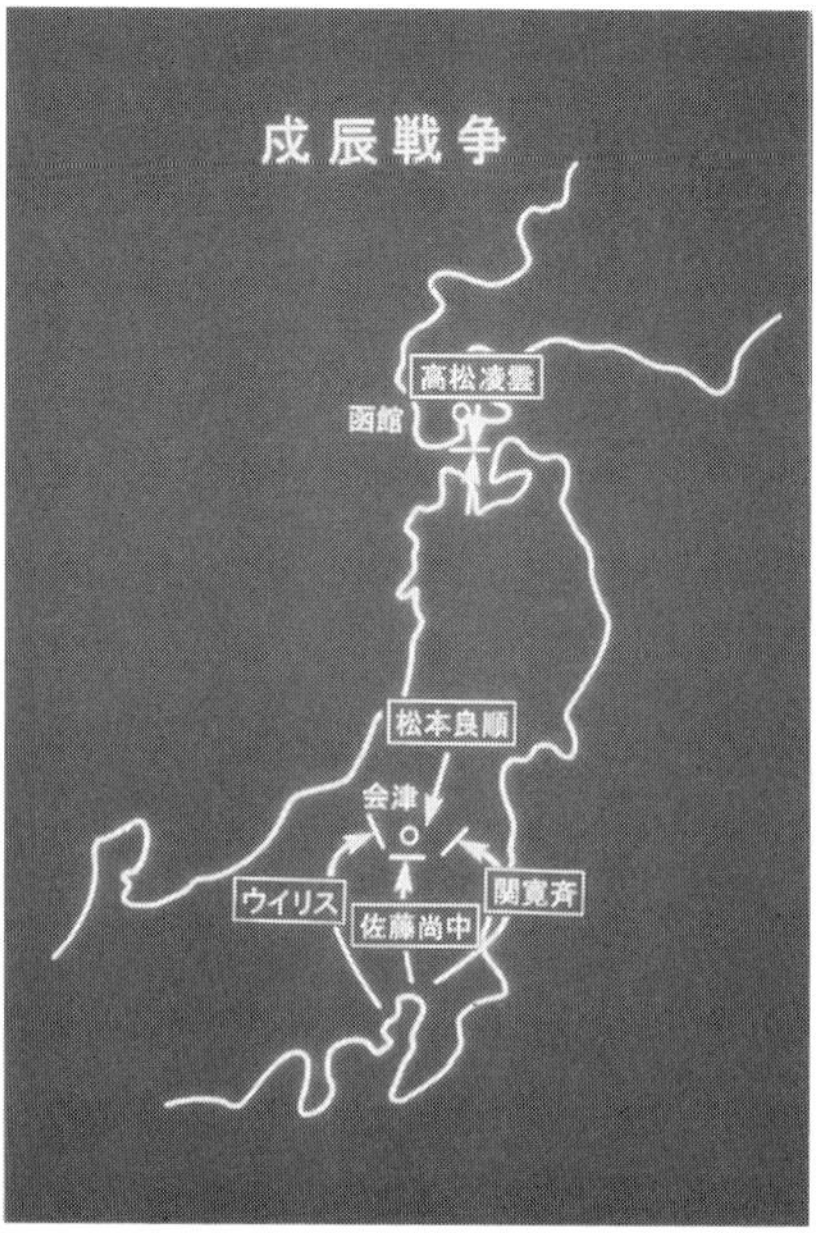

戊辰戦争時の代表的洋医の対峙

まず、敗戦を前に逃亡し、その後官軍に自首した良順は結局、新政府の要職に就く。凌雲は捕われの身となり、釈放後は新政府への仕官を断り、開業医として生涯を送る。最も特異な生涯を送ったのは寛斉で、新政府で最も高い地位に就いても不思議でないのに、あえて任官を断り、結局は開業し、その上、七十三歳にして北海道の開拓に赴き、明治の終わりと共にその地で自殺をして果てたという複雑な生涯を送っている。

また、イギリス人医師、ウイリスも新政府において最高の地位を与えられるべき人物であったが、不幸なことに新政府はドイツ医学の導入を決めたため、結局、西郷隆盛に拾われ、鹿児島の地で医学教育に尽くすことになる。

医師ではないが幕府の海軍の統率者で高松凌雲らと共に最後まで官軍に抵抗した主領、榎本武揚や幕末の頃、咸臨丸の艦長として太平洋を渡り幕府の使節団をアメリカに送り、また西郷隆盛と談判し江戸を無血開城させた勝海舟は共にオランダ海軍に学んだ江戸生まれの成りあがりの幕臣だが、後に新政府に仕え、重要なポストに就き、爵位を授けられている。ある時、福沢諭吉は勝海舟と榎本武揚に対して「あなたがたはかつて徳川幕府の高官だった。高級武士である。武士には〝忠臣は二君に仕えず〟という武士道がある。あなたがたは二君に仕えただけでなく、新しい主人の下で再び高官のポストに就いている。恥ずかしくないのか?」と詰問したところ、勝海舟は「おこないはおれのもの、評価は他人のもの、おれの知ったことじゃない」と答えたが、武揚は無視し無言だったという。函館の戦闘で多くの戦友や部下を失った武揚には、海舟とは違ったところがあったのであろうが、この話は「やせ我慢の説」として有名である。

ともかく、松本良順は名門の医師の家の生れで、当時では最高の学識を持った洋医であったが、かつて敵であった明治新政府に仕官し最高位の医師のポストに就いた。これには秀才、インテリそして都会育ちとしての性格が根底にあったに違いないし、寛斉や凌雲の生き様には農村の出身の田舎臭さ、泥臭さがその根底にあって、良順や武揚、海舟らの都会っ子の要領の良さとは異なった性格があったように思われる。ともかくも、敵味方に分かれたこれらの人たちが、毀誉褒貶の世の中でその後どのような生涯を選んだのかを見ると、きわめて興味深い。

ドイツ医学導入の功労者、相良知安～政争に葬られたその生涯

歴史の上に名を残している人物は大抵はうまく世を渡り歩いているものだが、中にはその偉業の割には不運な運命をたどった人もいる。幕末から明治という激動の時代に生きて来た医師たちの中で、医学史に名をとどめているものの、生涯の大半を失意の中に過ごした人として、相良知安が挙げられよう。

知安は一八三六年、代々の医家で当時、佐賀藩の幕医であった蘭方医の家に生まれ、藩の医学校、さらに当時の蘭方医のメッカであった千葉県佐倉の順天堂に学び、その後、長崎でオランダの医師・ボードインに師事した。また、オランダ生れでアメリカ国籍を持つフルベッキに英語を学んだりし、佐賀藩の藩医をしていたが、明治二年、新政府は新しい政府の改革として医学を重視し、旧福井藩の医師、岩佐純と共に知安を医学取調べ御用掛りに任じ、日本の病院や医学校、さらに医制というものを策定する任を与えた。岩佐純は知安とは順天堂での同僚でもあり、共にボードインにも師事していた人物である。

当時、彼らは優れた蘭方医であったことは確かであるが、それまでとくに中央政界での活躍もなく、彼らが選ばれた背景には複雑な政治的な問題があったと思われる。すなわち新政府の樹立に貢献した旧薩摩、土佐藩は官軍のために尽したイギリス人のウイリスを将来の日本の医学の中心に置き、イギリス医学の導入を主張していたのに対し、長年にわたり行われて来たオランダ医学を推し、とくにボードインを頭にしようとする旧長州藩との間の主導権争いがあり、その結果、中立的立場にあった佐賀と福井藩の医師が選ばれたものといえよう。

しかし、相良知安はすでに当時東京の開成学校に奉職していたフルベッキの意見を容れて、オランダの医学はどれもドイツ医学の翻訳であること、ドイツ医学こそ世界で最も優れたものであることを深く信じていて、フルベッキの意見書を基に新政府に対し強くドイツ医学の採用を主張し、政府は結局、この意見を採用し、以後、日本の医学はドイツ医学一辺倒になって発展することになり、知安らの努力は日本の医学の動向に重大な影響を与えたわけである。

当時、ドイツは国力のみならず、医学の世界でも基礎医学、臨床医学共に隆盛期にあって、この決定は妥当なものであったといえる。

しかし、知安は非妥協的、直情的な性格を持っていたようで、とくに当時、イギリスを支援していた旧薩摩、土佐藩の人たちからは恨みを買って、明治三年に官金私消の容疑で拘留されてしまう。知安三十五歳であった。翌年、無罪放免され、再び要職に就くが、明治七年には出仕を免じられ、隠遁生活を余儀なくされた。その後一時期、文部省に奉職したが、長くは続かず失意の中に落胆貧窮の生活を送り、東京の芝の長屋で側妻に看取られ七十一歳でこの世を去った。

生前、かつての部下で軍医総監に出世した石黒忠悳らの努力によって、勲五等が授けられ、また昭和十年の三十回忌には東京大学医学部構内に知安の記念碑が建てられているが、知安の歴史に残る活躍は、せいぜい二年間のことで、その後は政争の谷間に消え去ってしまった。

これに比べて、岩佐純の方は、その後宮内庁の侍医などを務め男爵を授けられ、豊かな人生を送り、知安とは対照的である。また彼の方は逆境にあった知安を訪れることはなかったというし、「人間は清いばかりではやってゆけぬこともある」と語っていたということで、他人の恨みを避けて、うまく世渡りをしたというわけである。

ともあれ、相良知安は幕末から明治へかけての激動の時代に生きた、もう一つの型の人間である。

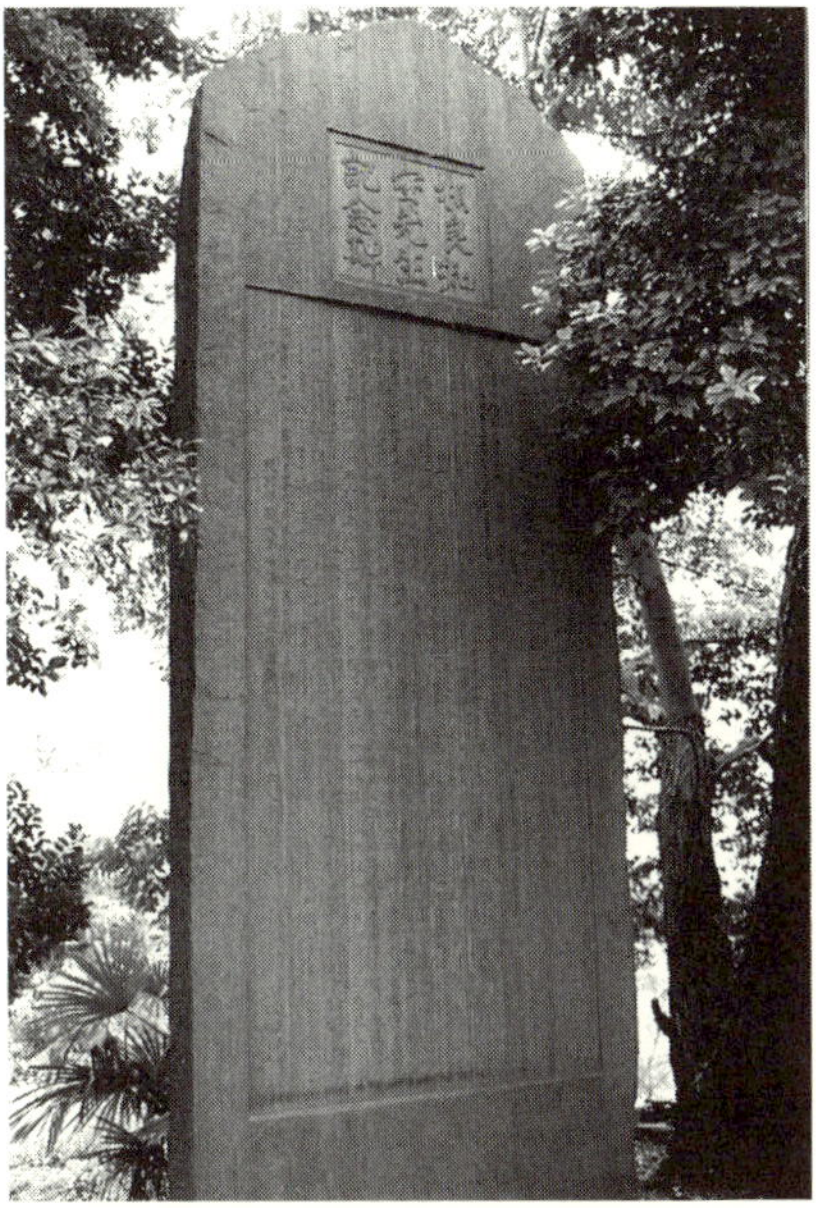

相良知安顕彰碑（東京大学構内）
〜 1940 年建立〜

森鷗外のこと

森鷗外は医師であるというよりも明治の文豪として知られ、わが国では初めて近代的小説を書いた偉人であるともされている。こういった立派な人物のことを云々するのはおこがましいが、ともかくわれわれ医師としては気になる存在である。

かつて医学書院の社長をされていた長谷川泉氏から、鷗外についての御著書を四～五冊いただき恐縮したことがある。長谷川氏は医書出版の社長の肩書はともかく、もともとは日本文学の専門家で、とくに森鷗外の研究者として有名である。この時、鷗外についての研究とか論評が如何に多いのか初めて知ってびっくりした。また多少とも文学に興味を持った医師は誰もが森鷗外に興味を持つようで、私が東大時代に属していた教室の先輩で日本大学の外科教授をされた故宮本忍先生も『森鷗外の医学と文学』という三〇〇頁を超える書（勁草書房、一九八〇年）を出版されており、作家で医師でもある加賀乙彦先生から『鷗外と茂吉』（潮出版社、一九九七年）という著書をいただき拝読したこともある。

鷗外は自らを題材としたと思われる小説をいくつか書いており、本人の日記、書簡や蔵書、また家族や関係者の日記、書簡など数多くの資料が残されていて、研究者とか好事家の格好な対象とされ、本人が毎日どこで何をしていたのか克明に調べ上げられているといった感じもする。

私も東京の三鷹の禅林寺にある「森林太郎」と書かれた墓や津和野の鷗外の生家や墓、さらにベルリンのかつての下宿を訪ねたこともあり、彼が散策したウンター・デン・リンデンの大通りなどを歩いた思い出もある。さらに鷗外のお孫さんの小堀鷗一郎君は大学の後輩で同じ外科教室で働いていたこともあって、彼の言動を通じて鷗外のことについて勝手な推測をしたりしている。

鷗外は津和野の田舎医師の長男として生れ、幼少の頃から秀才の誉高く、学問に親しみ、二歳ばかり年齢をごまかし、十二歳にして東京の第一大学医学部予科（後の東大医学部）に入学し、十九歳にして医学部を卒業したことはよく知られている。

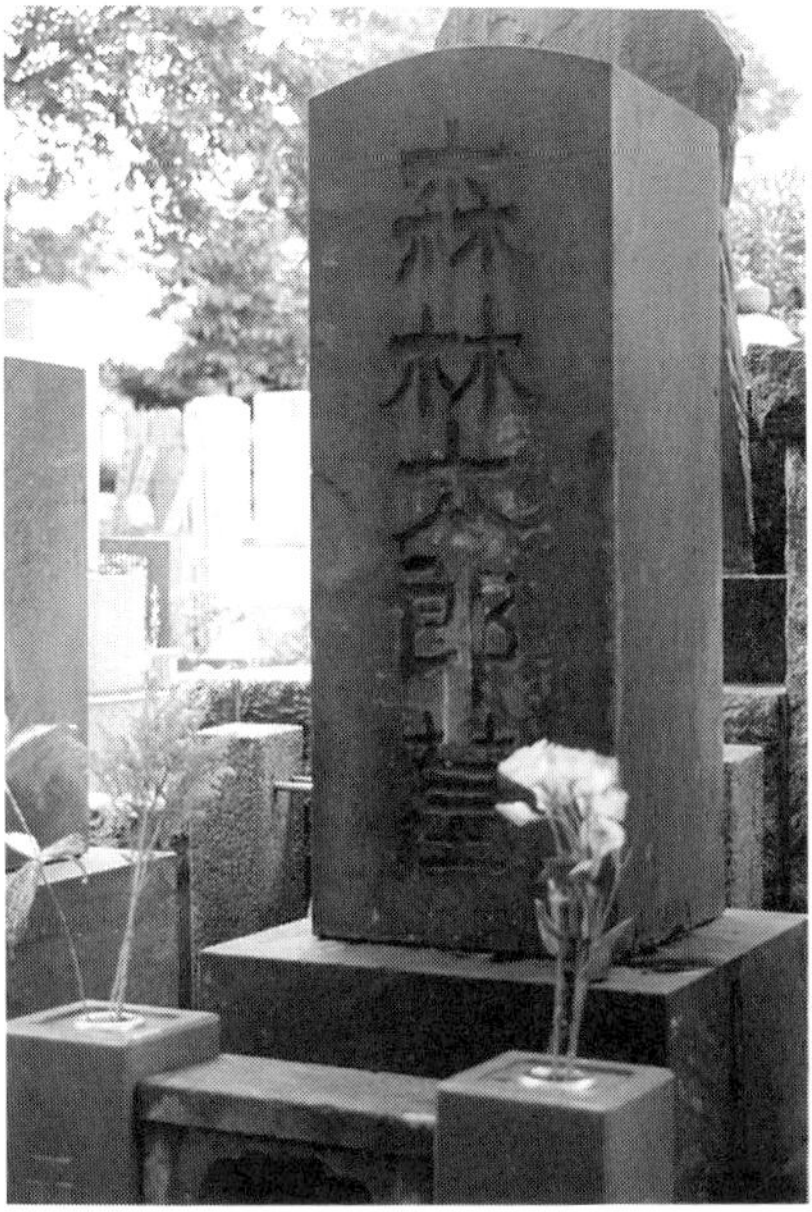

森林太郎（鷗外）の墓斜め前に太宰治の墓がある
～東京三鷹、禅林寺～

ところで当時の英才は西欧へ留学するのが第一の夢で、卒業試験の成績でトップクラスの人が文部省の留学生として留学するのが習わしであった。

もちろん彼は最年少で三つも四つも年上の学生と共に学んだわけだが、それでも成績は良かった。しかし、卒業試験での席次は八番で、留学の選には漏れた。首席で卒業しても不思議でなかったが、ドイツ人の教師のシュルツににらまれていたとかいった理由が後から付けられている。これは判官贔屓であろう。結局、軍医として陸軍省に入るが、やがて「軍陣衛生学の研究」ということでドイツへの留学が決まった。二十二歳であった。当時、陸軍は衛生についての関心が強く、とくに多くの兵士が脚気に悩まされていて、この研究についても鷗外に期待していたようである。

鷗外は、ほぼ四年間にわたりドイツのライプチッヒ、ミュンヘン、ベルリンで学んだが、医学の研究成果の方はともかく、西洋の文学書の方により熱中したことは確かのようで、とくにその並外れた語学力、読書力は桁外れで、凡人には想像を絶するものである。もちろんドイツ語は最も得意で、論文を書いたり講演をしたりしているが、その他英語、フランス語などにも親しんでいた。しかし帰国の折に立寄った英国では彼の英会話は全く役に立たなかったということで、何かほっとさせられるところもある。どちらかというと家に居て読書を楽しみ、社交的でなかった鷗外にとっても、ドイツ語はともかく英語などの会話は苦手であったと思われる。

ドイツ留学より帰国後、文筆活動を始め、五十四歳にいたるまで陸軍の公務にありながらその活動を続けたが、今日の公務員では考えられないような寛大な世の中であったと思う。また彼は並外れた知能を持ち、また読書家で生涯を通じ真面目な態度を崩さず、いわば優等生の生涯を送ったといえよう。

しかし、私など凡人からみると逆に優等生であるからこそみられる特徴あるいは欠点も気になる。

まず、鷗外は医師、医学者であった。そして作家として文筆活動に励みながら、長年にわたり陸軍の公務、しかも要職を務めるという離れ業をやってきたことで、これではいくら秀才とはいえ、いずれの面でも中途半端になったのではないか、とくに医師あるいは医学者としてどれだけの熱意を持っていたのか凡人のわれわれからすると気になる。

ともかく鷗外は若いときに医師としてドイツに留学しとくに衛生学に並々ならぬ熱意を持っていたようで、その後も食物、労働衛生など衛生学の分野の論文を多く発表し、わが国における衛生学の確立に多大の貢献をしたことは特筆されよう。しかしこのような医学上の論文や業績についての後世の人たちの評価はまちまちで、いわば先駆的評論の域を出ないものという批判もあり、これはその時代の限界あるいは彼の立場上の制約によるものともされているが、なにか物足りなさもある（伊達一男『医師としての森鷗外』績文堂、一九八一年）。

その一例として当時、戦場で兵士の間に蔓延していた脚気についての鷗外のかかわりについて、いろいろのことがいわれていて興味深い。すでに述べたように鷗外の留学の主な目的は脚気の原因究明と予防にあったとされているが、これについてはイギリスに学んだ高木兼寛らが主張する栄養不足、米食説をとる海軍と細菌感染説を主張する陸軍との対立が長年にわたって続いた。留学時に書かれた『日本兵食論大意』で鷗外は、米食を主とした日本食は決して西洋食に劣るものではないとしており、「米食ト脚気ノ関係有無ハ余敢テ説カズ」と述べ、それなりの根拠のないことについての結論を避けており、彼なりの見識を示しているものの、高木兼寛や海軍の主張する「米食説」には否定的であったと思われる。その後、次第に海軍の主張が認められるようになり、陸軍でも麦食が供せられるようになってきたが、それでも鷗外が軍医として従軍した日露戦争では陸軍将兵に脚気患者が続出した。この戦争での戦死者は約四万七千人、傷病者は三十五万八千人余とされ、このうちの死亡者は約三万七千人で、その過半数の約二万七千人が脚気による死亡であったとされている。その間、海軍の方はすでにパンや肉食を主体とする西洋食を導入しており脚気患者はほとんど出なかったというから、脚気がこの戦闘においていかに陸軍の戦力低下の要因になったか知れる。また戦後の明治四十年（一九〇七年）に陸軍軍医総監に就任した鷗外は、ただちに臨時脚気病調査会を設置して問題の解決に取り組んでおり、なお脚気の原因については疑問を抱いていたのであろう。

ところで脚気の原因は明治四十四年、東大農学部の鈴木梅太郎が米糠から後にいうビタミンBを抽出し、この不足が原因であることを証明し、決着をみた。もちろん、後になっていえることだが、この間、鷗外は脚気の問題について多くのことを語っておらず、彼の責任の有無はともかくとして、その対応を考えると医師としての鷗外の態度には頼りなさを感じるし、また彼の性格を考える上でも興味がある。それはそれとして、この脚気の問題は陸軍の森鷗外、海軍の高木兼寛の対立、そして後者の勝利という形で今日でも語り継がれているが、兼寛は「病気を診ず、患者を診よ」と日ごろから述べていたという臨床医であったのに対して、医師といっても鷗外は基本的に「患者を診ず、病気を論じていた」基礎医学者であったことを思うと納得のいくところもある。

また鷗外は儒教的道徳観を基に西洋的合理主義を身につけた人物ともされており、例えば日本に長期滞在したドイツ人の地質学者、ナウマンが、日本の風習について貶したのに憤激し論争を挑んだことは愛国者鷗外の名を示したもので、決して彼は西洋かぶれをしていたわけではないとされている。また「鷗外」というペンネームも元は中国の杜甫の漢詩から採ったものともいわれており、これには本人も言及していないのでわからないが、鷗（かもめ）という字は欧州の「欧」に繋がるもので、「欧州の外にあり」という鷗外の生き様を示しているともいえよう。

ともかく鷗外は秀才、そして西洋的合理主義を身につけていたとされ、これは事に当っての冷静さ、冷淡さにも通じるもので、例えば「舞姫」の主人公とされるドイツ人の女性、エリスが帰国する鷗外を追って来日した時、周囲の人たちが彼女を説得して帰国させるのを黙視していた。そもそもこの女性と鷗外がどんな関係にあったのか確かでないが、ともかく大金を払って一ヶ月半に及ぶ航海の末に来日した異国の女性に対する対応として解せないところもある。さらに女性については、最初の妻との離婚、そして再婚といったいきさつはどうも母親主導のようで、マザコンの様子も垣間見られる。

このように、何事につけ中途半端で、どちらつかず、不徹底な傍観者的態度も見られ、それは本人も自認しているようで、晩年の作『妄想』とか『カズイチカ』など随所にその陰が見られる。その中でも、後者は開業している老医と大学の研究室に務めながら父の代診をしている息子を描いたもので、これも鷗外の父子に似せて書いたもののようで興味深い。

「……勿論、発見も発明も出来るならしようとは思うが、始終何か更にしたい事、する筈の事があるように思っている。しかしそのしたい事、する筈の事は何だか分からない……そしてその分からない或る物が何物だということを強いて分からせようともしなかった。唯或る時はその或る物を幸福というものだと考えて見たり、或る時はそれを希望ということに結びつけて思ったりする……」これはこの息子の感想であるが、どうも自分自身の述懐でもあるようにも思われる。

森鷗外はともかく偉大な人物で作家として歴史的にも素晴らしい足跡を残した。私はもちろん鷗外の研究家ではないし、さりとて文筆家でもなく、鷗外を論ずる資格はないと思うが、医師として気になる存在で私なりにこの文章をもって森鷗外の一面を見つめている。

また鷗外は文筆家であったが、医者また医学者でもあった。そのため、その作品には空想、嘘の部分が少なく、フィクション性に乏しい。とくに晩年には新しい発想の貧困化の故か歴史小説に傾いている。これは医学や自然科学を学んだ人の特徴で、作家・加賀乙彦先生の前述の書でも「つぎつぎに小説を書いていくうちに、自分が事実の世界から自由に飛翔できない資質をもっていることを自覚するようになってきた」と述懐されており納得出来る。

Ⅳ　医食同源～食べる・飲む

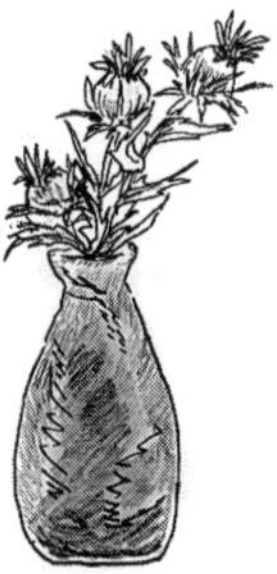
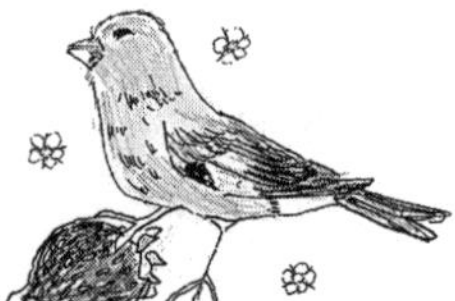

◈健康食品と健康ドリンク

駅前のコンビニとかドラッグ店で、眠そうな顔をしたオジサマがよく○○ドリンクを飲んでいる姿をみかける。値段をみると何と二千円とか三千円とか書いてありびっくりする。同じお金を払って隣の食堂でビフテキでも食べた方がよいのではないかと思うが、こんな一本のドリンク剤でも昨夜の御乱業の疲れがとれるなら余計なお世話かもしれない。しかし「無駄だろう」と言いたくなる。ともかくわが国では太平な世が続き、物が街に溢れ、わが国民は皆が平和ボケ、物質ボケになっているようで、店には○○ドリンク、××ドリンク……、また健康食品といったものがずらりと並んでいて、これでもか、これでもかと新製品が登場している。

私の子供の頃には、ほうれん草の缶詰の宣伝マンガでポパイという水兵が出てきて人気があった。まず悪人どもに散々な目に会ったポパイが、やおらほうれん草の缶詰をとり出してこれを食べる。途端に筋肉モリモリ、一転群がる悪人どもを片っ端に退治するという筋のものである。最近でも、テレビを見ていると「元気一発、○○○」といったコマーシャルが流れ、一本のドリンク剤を飲むと途端に元気が出るといったイメージが映し出されたりしている。

こんなに効くものがあれば、と思うのは人情である。ビタミン、ロイヤルゼリー、乳酸菌、クロレラ、にんにく、朝鮮人参、椎茸、マンネン茸（霊芝）、アロエ、深海鮫、そしてマムシ、スッポン、オットセイ……よくもこんなにあるものだと思うほど元気・精力が出る、健康に効くとされるものがあるものだ。もっともマムシとかスッポン、オットセイといった種類のものはその頭の形からして男性にとっては精力が出そうに思えるのかもしれないが、暗示にかかっているようでもある。

また最近、ある医師が冬虫夏草のエキスの製品を持参された。冬虫夏草はわが国でもセミなどの昆虫の幼虫に寄生する茸として知られているが、彼によると何といってもチベットのものでないと駄目だという。中国では不老長寿の薬とされ、かつては毛沢東や鄧小平が愛用していて、中国がチベットを自国の領土として手放さないのはこのためだという。それにしても、こんなに多くの健康食品があるということは、いずれのものも満足できるものでないということの証拠で、その効果には心理的な要素が多分にあるということになろう。

ともかく、健康を保持しこれを増進することは現代の日本人の最大の関心事であることは確かである。そして、そのためには適切な栄養、運動、休息が大切なことは誰もが認めている。その中でも最も関心が高いのが栄養すなわち食べ物で、「医食同源」という言葉もあり、また前述したように健康ドリンクとか健康食品が流行している。

また健康の維持、増進のための食事として適切な栄養素を含んだ食物を規則正しく摂り、かつカロリー量が適切でなければならない。すなわち、食物中の糖質、脂肪、蛋白質とかビタミン、ミネラルの配分が適切で、しかも一日の総カロリー量が適切であることが必要でこれは小学校の生徒、中学生でも知っている。

しかし、国民総グルメの世の中で、こんなことを神経質に考えて実行することは難しく、また最近では加工食品が多く利用され、食物の過剰摂取による弊害の方が心配されている。

昭和六十年に日本のお役所（旧厚生省）が示した「健康づくりのための食生活指針」を要約すると次のようになる。

一、多様な食品で栄養バランスをとる。（一日、三十食品以上）
二、日常の生活活動に見合ったエネルギーを。（肥満予防、運動）
三、脂肪の量をとり過ぎない。植物性脂肪を多くとる。
四、食塩をとり過ぎない。
五、心のふれあう楽しい食生活を。

ところで少し前の旧厚生省の国民栄養調査をみると、日本人のエネルギー摂取はほぼ適正であるが、なお脂肪と食塩がやや過剰であるとしており、その他蛋白質やビタミンなどの摂取量は平均するとまあまあということらしい。ただ最近話題になっている中高年女性に多い骨粗しょう症に関係しているカルシウムの摂取量が不足している。小魚など骨まで食べようということである。また一昔前までは、がん、高血圧、糖尿病などは将来、重大な疾患に繫がるものとして、成人病と呼ばれ、その検診、早期治療の重要性が指摘されていたが、最近では厚生労働省はこれらを「生活習慣病」として生活指導に重点を置くようになってきた。とくに肥満、内臓脂肪の蓄積は血管病変の元凶で、これはメタボリックシンドロームと呼ばれ、厚生労働省によると今日ではその予備軍を含めると、四十〜七十四歳の日本人男性の二人に一人、女性の五人に一人がこれに該当すると推定されるという。長生きしたい人は食事を含め生活習慣に注意せよということである。

さらに発がん性物質なども話題になっており、自然食ブームも起こっている。しかしこういった発がん性物質の多くのものは、ネズミなどの小動物の実験によって確かめられるもので、体重差だけ考えると、とても実験動物に使われる量のものを人間が摂れるわけではない。また、人間は食べ物として多くの成分のものを食べており、動物実験で発がん性のある物質でも同時に他のものを与えると発がん性が強くなったり弱まったりすることもあるし、またいろいろの成分の食物を食べていればどの成分が悪いのか判定することも難しい。こんなことで発がん性物質の問題もそう簡単なものではない。ただ長年、少量ながらそのような危険性を持った物質を摂っているとがんになりやすいかもしれず避けるに越したことはないということである。

こういう発がん性物質はとくに食物の添加剤に含まれていることが多く、そこで自然食というのに人気が出る。しかし、自然食のみに頼っていた時代でもがんで死んだ人も多く、またがんの予防といっても今日でも確実な方法がないという状況で、長年、がんの疫学を研究され、牛乳が良いとか○○が良いとかいっておられた大先生もがんで死亡されている。

こんなわけで、健康の維持、増進、病気の予防と一言でいえば簡単だが、その実行となると難しく、ましてや一粒の薬や一本のドリンク剤、さらに健康食品などで健康が保証されるわけではない。ドリンク剤などは気休めと思えばそれでもよいが、それにしてもこういったものに市民の大金が注ぎ込まれているのが気になる。

また、証拠もないのに、その効果が過大に宣伝され、お金儲けの種になっている、いかがわしい健康食品も数多く、行政の取り締まりを求める声もあるが、薬品と異なって、食品では明らかにその効力を宣伝しない限り違法性はないので、人の弱みに付け込み、違反すれすれの宣伝での商売がまかり通っている。

◈不老長寿の薬～驚異のプラセボ効果

もう二千年以上も前のことだが、秦の始皇帝というとてつもない皇帝がいた。始皇帝は中国に統一国家をつくり、皇帝としての在位は十数年に過ぎなかったが、その間、権勢を恣ままにし、法や文字、度量衡、貨幣を制定し、また万里の長城や大運河などを建設したりした。一方において、度重なる残虐行為や儒者の弾圧、儒教の書を焼払ったりして必ずしも評判はよくない。

ところで、一九七四年三月、中国文化大革命の頃、西安の郊外で始皇帝の陸墓からおよそ一キロメートル離れた場所で、農民の井戸堀がきっかけとなって、兵馬俑坑が発見され世界をあっといわせた。東西二三〇メートル、南北六二メートルの地下空間に数千体の等身大の土でつくられた兵馬像が整然と列をなして、およそ二二〇〇年のタイムトンネルをくぐって突然姿を現わしたのである。この始皇帝の話は死後およそ百五十年経って書かれた司馬遷の「史記」などによっているが、その跡が少しずつ実証されるようになって後世の人々のロマンをかき立てている。

ところで、すべての権力と富を手にした皇帝も晩年になると不老長寿の夢にとりつかれ、神仙思想を信じ、延命長寿の術を知るという方士に不老長寿の薬を納めさせたりした。とくに現在の山東省のあたりにはこの方士が多く、皇帝は東方海上の三神山に住む仙人がこの薬を持っているという方士の言を信じて大金を投じた。このうちとくに有名なのは徐福で、皇帝は徐福に少子五千人と穀物の種子、道具類などを与えて旅立たせた。徐福は船出し東方の島に着き結局帰国しなかったとされているが、彼が着いたのは日本の国ではないかといわれている。また、わが国では、広く徐福伝説が残されていて、徐福を祭る神社や徐福伝説があり、とくに九州の佐賀市には徐福上陸の地とか徐福ゆかりの地として徐福の里などといった観光地もある。

さらに徐福について有名なのは和歌山県の新宮で、徐福の墓というものもある。

　また徐福伝説は韓国の済州島にもあって、島の南岸の都市、西帰浦（ソグィポ）は徐福が不老長寿の薬を求めてやって来た所という。しかし薬草は見つからず西方に向かって帰って行ったことでその名が付けられたとされている。そして町外れにある美しい正房瀑布（チョンバンポッポ）という滝の傍の岩壁にはその折に刻んでいったとされる「徐市過此」という文字が残っている。もちろん後で誰かが彫ったものであろうが、またその近辺に最近建てられた徐福展示館というのもあって観光客を呼んでいる。

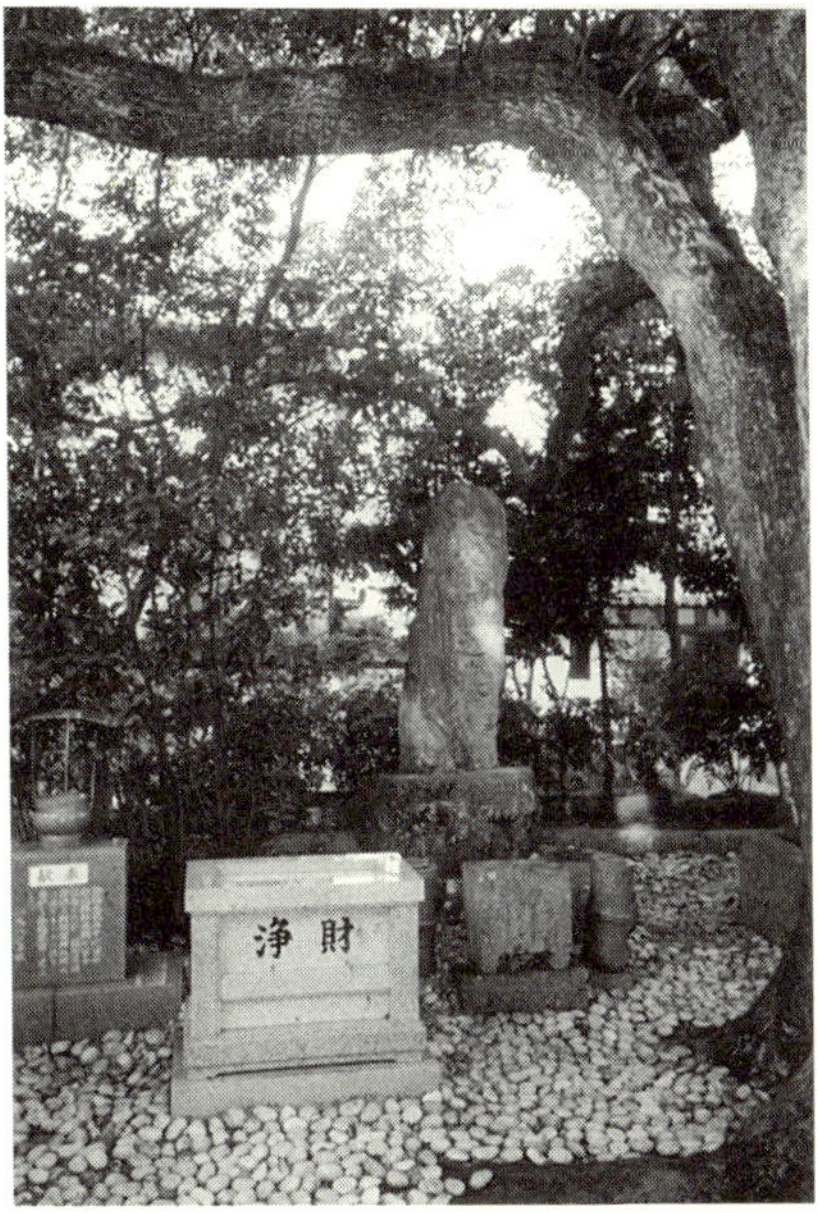

徐福の墓（和歌山県新宮市の徐福公園内にある）

　さらに徐福の故郷という中国の贛榆県の小村に徐福にまつわる伝承遺跡が見つかり、徐福の子孫ともいえる人が現れたりし、徐福は実在の人物ではないかということになってこの村は徐福村と改名され、徐福廟も建てられたということでこの話は過熱気味である。

　それはともかくとして、権力、

富を得た皇帝が最後に求めたのは何時までも精力があって長命であること、すなわち不老長寿であったとしてもこれは当然のことで、始皇帝に限らずこういった話は数多い。中国でもその後、漢の武帝も神仙思想の信奉者で方士を信じ、いろいろの事をやっている。とくに錬金術をやらせたり、方士に不老長寿の薬を作らせようとし、これが漢方薬の発達を促したとされている。今でも漢方薬をみると強精剤、強壮剤といった効能を思わせる薬が多い。

このように人間は長生きしたいというだけでなく、何時までも若くありたいということで、とくに中年以後の男性では若い時と同じように性的な欲望が達せられることへの希求が強く、回春剤とか強精剤などに対する関心が高い。そこでこういった欲望に着目した商売も多い。しかし回春とか強精効果を謳った薬物で科学的に効用が確認されたものは皆無といえそうで、多くはインチキであるか心理的効果、いわゆるプラセボ（偽薬）効果をねらったものといえよう。

またアメリカの話だが「驚異のプラセボ薬」と広告して売っているものがあって、結構これが売れたという。「プラセボ」というのは、効果のない薬、偽薬のことで、これは何らかの効果が期待できる薬との対照実験に使われるもので、「驚異の効かない薬」と宣伝しているようなものだが、プラセボの意味を知らない人が多いのにつけ込んで売っているというわけであろう。ここまでくると、その開き直りの精神に感心させられる。

もっと荒っぽい回春方法では、雄山羊の精巣（睾丸）の移植などというのもあって、かつてこの方法で大儲けをしたアメリカの医者の話や、また金持ちの六十歳を過ぎた男がイタリアの若い男から睾丸を買って移植してもらったといった話などがあって回春を夢みるすさまじき人間の欲望というものが感じられるし、こういった話には大儲けした人の話があるのが常である。しかしそれでもこんな回春剤とか健康ドリンク、健康法などは後を絶たない。

最近、アメリカで男性のインポテンツに効くというバイアグラという薬が発売され、日本でも話題になっていて、老人もセックスに励まねばならない時代になってきたようだが、どうも人間は欲張りな動物でありすぎるような気がする。

◈グルメの時代～美食は放蕩であり情婦のようなもの

「食物は楽しく摂るもので、ただ機械的なカロリー摂取であってはならない」（ブリア・サヴァラン）。

食料不足、空腹が充たされれば、次に人間は誰も楽しく旨いものを食べたいと思うに違いない。

近年、わが国ではアフリカなどの飢餓に悩まされている人々を横目に、飽食そしてグルメというのが大流行である。

そして「あそこのレストランの料理は美味しい」となると店は大繁盛、また「旨いもの店」といった書が続々と発行され、テレビでも「料理の鉄人」とか「グルメの旅」といった番組が盛んに放映され、若いタレントさんが「オイチイ」とか「マイウ」とか言って御馳走を食べている。

ところで、グルメ（gourmet）というのはフランス語で、日本語に訳するとさしずめ美食家ということになろうが、「料理は芸術である」「新しい御馳走の発見は人類の幸福にとって天体の発見以上のものである」とか述べている十九世紀初頭のフランスの美食家ブリア・サヴァラン（Brillat-Savarin）が書いた書、『美味礼讃』（関根秀雄、戸部松実訳、岩波文庫、一九六七年）を読むと、グルメという言葉は見当たらない。美食はグルマンディーズ（gourmandise）であって、サヴァランは gourmandise と gloutonerie（大食）また voracité（暴食）とが混同されていると嘆いている。当時ではグルマン（gourmand）というのが、今日、日本でいうグルメ、美食家、食通といったものであったようだ。

グルメというフランス語が何時の頃より出てきたのか知らない。しかしある時、旧知のフランス人のマダムと食事をしている時に「グルメは美食家でグルマンは大食家ということでしょう」と言ったところ、必ずしもそうではないと言われたことがある。日本の辞書を見ると、グルマンの訳として両方の意味が出ている。自信はないが、どうもグルメとグルマンの差異はそう単純ではないようで、考えてみると日本語でも食いしん坊というと両様の意味があるし、また美食家は健啖家であることも多い。ブリア・サヴァランが嘆いたのも尤もなことである。

この美食家ブリア・サヴァランの言葉を借りると、グルマンディーズとは「特に味覚を喜ばすものを情熱的に理知的にまた常習的に愛する心」であると定義しており、また食通とは「飲食に精通した人、自分の飲み食いに関心があり、あらゆる品質に判断力を持っている人」であると表現しているフランス人もいる。少し表現が厄介だが、これがフランス人のいうグルメということになろう。

俗にいうと、旨いものを熱心に求める人というわけであろうが、料理の味となるとそう単純には決めつけ難い。科学的なことでは、味覚は舌や口腔粘膜などにある味蕾の刺激によるもので、基本的には甘味、塩味、酸味、苦味の四つ味を認識するそれぞれ独立した感覚系があるというわけだが、この他にもグルタミン酸ナトリウムといったものにしか反応しない感覚系があって旨味《うまみ》を加えて五味ともされている。さらにこれらの味覚は触覚、視覚、嗅覚、聴覚などの影響も受け脳内で総合され味として感じられるということである。また味覚については個人差や民族差などもあって、ある食べ物が美味いとか不味いとかいってもその判断には個人差やその時の個人の体調などが影響し微妙である。ともかく同じ食材の料理でも見て美しく、匂いは芳しく、舌ざわりが良いとより美味しくなり、体の調子が悪いと何を食べてもまずく、また空腹が最高の御馳走を作るし、スポーツや労働の後の食事はとくに美味しい。さらに食卓をめぐる雰囲気、会食者の心地良さ、音楽の効果など様々の要素が関係する。

とくにフランス料理となると、まず豪華な雰囲気が欲しい。前述のブリア・サヴァランは「アテナイの優美とローマの豪奢とフランスの繊細さを集めた社会的グルマンディーズ」としているが、贅沢さを感じさせる雰囲気で、美しい御婦人と気のきいた会話ができればこれこそ最高であろう。また美食家の多くの人は「美食家は長命である」と自賛しているが、美食は放蕩であり情婦のようなもので、露《あらわ》に語ることはできないとしてもこれに溺れると危ない。肥満、糖尿病、痛風……美食、飽食のつけが回ってくる。

◈旨いもの店〜ミシュランのガイドブック

第一次大戦の時の話である。高邁で偉大な将軍ジョフル元帥のところに部下の一人が突然現れ、「貴下の命令は非常識だ。変更すべきである」とどなり込んで来た。

元帥は一部始終を聞き終わると、穏やかな顔で「君、仔牛の肉は好物だろう。今晩は一つ旨い仔牛の肉でも食べようじゃないか」といって食卓につかせ、食べ終わると「たとえ命令が間違っていても変更は許されないよ。反対の命令を出すとかえって混乱を招き、それこそ最悪の事態になるよ」と言聞かせた。怒り狂っていた部下の将軍は大人しくその話を聞いていたことは想像に難くない。

こんな話は良くあることで、ともかく飲みに行こうとか飯でも食おうと誘って、話をするとうまく事が運ぶ。日本ではとくに料亭での談合とか待合政治が大流行している。もちろん、外国でも同様で、食事の接待は外交や社交でも最も重視されている。

人間は寝ている時と食べている時が最も無防備で、共に寝るとか共に食べることはとくに親近感を助長するもので「寝食を共にする」とか「同じ釜の飯を食う」とかいったことで同志が出来る。

こんなことで「旨いものを食べに行こうぜ」ということがよくある。しかし東京などの大都市では洋食・和食・中華料理など様々な数多くの店があって、選択に迷ってしまう。そこで最近では旨いもの店を紹介した書や記事や放送番組も数多い。

フランスではミシュラン社という自動車のタイヤ会社が出版しているガイドブックが有名で、この本は一九〇〇年に出版され、フランス全土のホテル、レストラン、自動車修理工場の住所などを紹介したものである。一九三一年からはレストランに一つ星から三つ星までのランクをつけた本が毎年一回発行されていて、以来今日まで続いており、それなりの評価を得ていて、フランス人の五人に一人が読んでいるという。もちろん料理の評価となるとかなり難しいと思われるが、この本では味とか店のサービスといったもので評価点が付き、とくに三つ星のレストランは数少なく、長年三つ星の付いたレストランが格下げされたりして話題になったり、格下げになったレストランの経営者が自殺したといった話さえある。二〇〇六年版のミシュランのガイドブックでは一つ星のレストランは四二五、二つ星は七〇で数多いレストランの中でも三つ星を持つ店はフランス全土で、わずか二六軒、パリでは九軒にすぎないからでもある。ちなみにパリの三つ星店はアルページュ、タユバン、アラン・ジュカス（八区、プラザ・アテネホテル）、ランブロワジィ、ピエール・ガニェール・ルドワィヤン、グラン・ベフールなどの九軒である。

三つ星からの脱落で話題になったのは、世界的に有名なパリのマキシム（Maxim's）で、これに異を唱えガイドブックからの削除を要求し、以来ミシュランには載っていない。ちなみにこの店は創立された一九〇〇年の頃とほとんど変らない風情であるといわれ、当時英国流が好まれたことから「マキシムの店」というので英語流の所有格がついている。いつも威張っているようなフランス人も、イギリスかぶれした時代もあったようで、そういえば今ではフランスの代表的な食べ物となっているクロック・ムッシュー（croque-monsieur）も一九一〇年代にイギリスから移入したものだという。このクロック・ムッシューというのは、パンの上にハムとチーズを載せて焼いたもので、かりかり食べる（croquer）という言葉から派生したものので、またスクランブル・エッグだとか目玉焼を載せたものはクロック・マダムと呼ばれており、フランス人が好む軽食の一つである。また、東京・銀座にもマキシムの支店があり、しっかりしたフランス料理が味わえる。

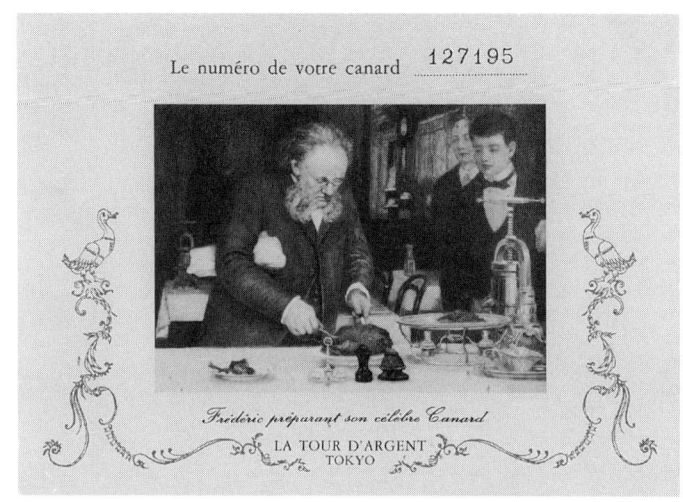

トゥール・ダルジャン（La Tour d' Argent）東京店（ホテル　ニューオオタニ内）の鴨料理番号（右上）を示すカード

また、長年三つ星に位していたパリのトゥール・ダルジャン（La tour d'Argent～銀の塔）も何年か前のこと、遂に二つ星に降格し話題になった（二〇〇六年版では一つ星）。この店はノートル・ダム寺院が目の前に見えるセーヌの左岸にあり、一八五二年の創業の老舗で子鴨料理が有名である。子鴨料理は当店直営の養殖場で育てられたものとされ、料理に出される鴨には一八九〇年から通し番号がついていて、お客が食べた鴨の番号のついたカードを記念に渡してくれる。多くの客は一羽の鴨を二人で食べるので同番号が二つあるということになる。また世界の有名人がここを訪れており、その番号が何番であったといった話題もある。何しろ百年以上にわたっているから、その歴史には脱帽せざるを得ない。

わが国では昭和天皇が皇太子であられた頃訪仏され、一九二一年六月二十一日、この店で食された鴨が、五三二一一番である。また、日本ではこの支店が東京のホテル・ニューオータニの内にあって、ここの鴨料理の通し番号は昭和天皇が食された鴨の番号を基点としているという。

最近でも三十年以上にわたり三つ星の地位を維持しパリの高級レストランとして知られているルカ・カルトンが店内を大改装し三つ星降格覚悟で大衆的レストラン化して変身するというので話題になった（二〇〇六年版では削除されている）。なにしろ運動靴でオペラ座に来る人がいる時代でミシュランの星数などを気にしていられないということである。

またフランスでは、このミシュランのガイドブックの他にゴー・ミョー（Gault-Millau）という同様の書があって、最近ではこの書の方が評価が高いともいう。ちなみにこの書では伝統的フランス料理とヌーベル・キュイジーヌ（新料理）に分け、それぞれ二〇点満点で評価されている。

ミシュランの三つ星レストランというと東京には前述の、パリの三つ星のレストラン、タユバン（Taillevent）とかつての三つ星のジャマン（Jamin）の共同店やリヨン郊外の三つ星レストランとして知られるポール・ボキューズ（Paul Bocuse）といった有名店の出店があって私も行ったことがあるが、何時の間にか姿を消し、この業界の経営もそんなに甘いものではなさそうである。それにしても東京といわず日本全国にフランス人のコックやフランスで修業してきた腕自慢のコックの店も多く、フランス料理店は百花繚乱である。

　これはなにもフランス料理店のみではなく、東京にはその他世界各国の料理店があり、もちろん日本料理を含めて何でも食べられる。そして国民すべてグルメ・ブームに乗って、どこの店の料理が旨いといった話で一杯である。こんな世で、日本でも一九六七年からミシュランの向こうを張って『東京いい店うまい店』（文藝春秋社）といった書も二年おきに出版されている。この書では味、サービス、値段の三項目に五つ星を満点とした評価が付けられている。その評価はともかくとして読み物としても面白いところがある。結局は長年、つぶれないでやっている店、こういった店はそれだけのものを持っている。これだけは確かであろう。

　ともあれ美味い店といっても、その選択は本人の趣向や懐具合などにも左右されるものでガイドブックの便利さは店の場所と電話番号、そして営業時間と料理の値段だけだともいえるかもしれない。

◈中華料理と日本料理

　世界の料理の中で第一にあげねばならないのは中華料理であることに異存はなかろう。食材の豊富さ、メニューの多さ、またその味、そして世界どこの国に行っても少し大きな都会には中華料理店があって、日本人の旅行者にとっては大いに助かる。

中華料理では、食材の選択はともかくとして、焼いたり煮たり、炒めたりしたものが殆どで、また乾物などの保存食品が多く使われているのも特徴である。作家の陳舜臣氏によると、かつては中国でも「さしみ（膾）」を食べる習慣があったが宋代になると燃料として石炭が使われるようになって、生ものを食べなくなったのだという。もちろん、広い大陸での衛生を考えると生活の知恵でもあろう。

また中華料理でもフランス料理でも同じだが、どちらかというと与えられた食材を調理、味付けをして如何に旨くするかということに情熱を費やしている。

日本人は調理法というと焼く、炒める、揚げる、煮る、蒸すといった趣の言葉しかないが、中国語では次のように多くの用語がある。

煎　ごく少ない油でこんがり焼く
炒　油を多くし、強火で短時間いためる
炸　油をさらにたっぷりにして揚げる
炮　春巻のように何かに包んで揚げる
烤　直火のあぶり焼
焼　油で一度いためてから、とろ火で煮込むこの他にも、数多くの独自の用語があり、それぞれの細かい調理法を示している。また食材の切り方にも丁（さいの目切り）、片（薄切り）、塊（ぶつ切り）、末（みじん切り）、絲（糸切り）、段（魚などの筒切り）といった具合に細かい表現が使われており、その他いろいろの調理法がメニューにもみられ、中国人の料理にかける情熱も相当なものである。

さらに陳舜臣氏によると、味でも日本では「からい」といった表現で表しているものも、中国では鹹（しおからい）、辣（唐辛子のからさ）、麻（ピリッとしたからさ）といった具合に独自の言葉があり使い分けているという。

しかし、中国では美酒を賞でる詩歌は数多いが美食についての記述や食を賛美する詩歌や文章はほとんどみられない。この点、フランスとはきわめて対照的である。

この原因をたどると、どうも孟子の時代に溯るようである。孟子は「君子は庖厨（台所）を遠ざく」と述べており、台所に出入りすることは君子や立派な人間のするにふさわしいことではないとするわけで、このような儒教の思想がその根底にあるといわれる。

わが国でも儒教の影響のせいか、どちらかというと同様の傾向がある。もちろん、食材とか調理法を書いた書は多いが、グルメ談義といったものは少なかった。ところが最近では多くの作家が料理についてのエッセイを書いており、風向きが変ってきた。

また日本人だからいうわけではないが、日本料理も世界最高の一つであろう。とくに日本料理では自然の味を大切にする。すなわち食材を厳選し自然の味を如何にうまく出すかというところが特徴で、私なども日本料理が世界で最も美味しいと思っている一人である。

ところで、十数年ばかり前から医師を中心とする毎年百名に及ぶ中国の留学生を一年間にわたりお世話をする仕事を手伝っており、彼等の帰国時の宴に出席することがある。立食で中華料理や西洋料理、日本料理など様々のものが供せられるが、眺めているとまず無くなるのはすしとかお魚のさしみである。そしてこれが一年間の彼等の留学の成果のようである。聞いてみると、まず日本に来て彼等の人気の的は「回転ずし」だというし、すし屋は世界各国に進出しているから日本料理も立派なものである。

私論だが、食物は生が一番美味しい。次いで焼きもの、その次が煮物で、手を加えれば加える程旨くなくなる傾向がある。もちろんそれだから食材が大切である。

西洋の人たちは、これは日本人の神道的自然崇拝だといっているようだが、そんなことはどうでもよいことで、ともかく美味しいものは美味しいのだ。

◇口車に乗せて食べさせる

美術品とか音楽といった芸術は観賞したり聴く人の趣向によって好きとか嫌いとかがあり、その価値を論ずること自体意味がないかもしれない。しかし、数多くのものに接していると誰もが素晴らしいといった評価をするものが出てくる。人間の共通の感性をくすぐる何かがあるということであろう。

「料理は芸術だ」というように、料理でも多くの人が美味しいと感ずるものもあることは確かである。

ところである時、淡路島の漁師さんの二階で、獲れたての鮮魚・甲介類を御馳走になった。この辺りの魚はとくに美味しい。ところで居合わせた外科の先生がたの間で、魚の中で何が最も旨いかということが論議になった。

「先生、やはり鯛と平目ですね。何しろ鯛と平目の舞踊りと言うでしょう」

末席に控えておられた若い先生が、ポツリと言われた。

「いや、やっぱりクエですね。クエ（喰え）というだけありますね」

確かにいずれも旨いに違いないが、どちらにしても軍配を上げ難い。こうなると何か言葉の綾に乗せられてしまうようである。

ところで、料理人あるいは調理人のことを日本料理では「板前」と呼び、西洋料理では「コック」と呼ぶことが多い。日本の板前さんの多くは、名人気質を持っていて、寡黙で愛想のない人も多い。料亭などでは客席に出てくることは稀で、一流を任ずる板前さんはお客に食べさせてやるといった態度の人もいる。こんな人はとくに天ぷら屋とかすし屋といった店の主に多いが、それでも美味しいといって客が来るわけで、こういった店の料理はそれなりに評価できるのが常である。

これに比べると西洋料理のコックさんの方は、どちらかというと愛想がよく、食卓の側に出てきてお客に話しかけたり料理の説明をしたりする人が多く、口がうまく、口に乗せられて料理が旨くなったりするものである。

ところで、東京の両国から少し北に行ったところに「K亭」という洋食店があり、ここの主は気の好い男で、大学病院に勤めていた頃、わが家に大勢のお客さんを接待する時に、わが家まで出張していろいろの料理を供して下さった。ある時、この店がテレビで放映された。そこで「オヤジさん、料理にはどんなものを使ったの」と尋ねたところ、「気を使いましたね」。「いや、料理の材料ですが」と問うと、「やはり日本ではウサギの肉ですね。兎美味し（追いしかの山と言いますからね」また「板前の修業も大変でしょう。掃除三年、野菜きざみ二年、肉きざみ二年、火加減三年とかいわれていますね」と言うと、「先生、やはりコックは四十五歳にならないと駄目ですね。コック（五九）四十五というでしょう」とおっしゃる。

こんな調子で料理人の話を聞いていると料理もより旨くなろうというものである。こんなわけで東京の帝国ホテルでの結婚式の披露宴では、高名な元コック長さん（最近逝去された）が出てきて料理の説明をされることがあったが、こうなると料理の味も上る。もっとも、これにはいささかのコネとかギャラが必要だったかもしれない。

また中華の精進料理を食べさせる店があり、キノコ（茸）やユバ（湯葉）などの植物性材料を用いて巧みにフカひれ、クラゲ、エビあるいは肉の味を作って味わわせている。なかなかうまく出来ていて、本物に近い味がする。「この肉はどのようにして作るの」とか、食材や調理法の説明を受けながら味わうと結構楽しい。こういった料理も一人で黙々と食べてもそれ程の味がない。

料理もコックの口で食べさせるところがあるものだ。

◈松茸とトリュフ

どういうわけか昔から関東地方では松茸が採れないとされている。しかし少しは採れるようで、栃木県に松茸が出るということで有名な山があって、秋になると松茸狩りと松茸料理を売り物にした観光が行われていた。噂では前日に係員が他所で採れた松茸を山のあちらこちらに植えておいて、観光客に採らせているのだという。それでもお客が来る。こんな有様で日本人の松茸に対する思いはすさまじい。

ところで、世の中には義理堅い人がいるもので、秋ともなると産地の松茸を送って下さる。そんなことで私も毎年、松茸の味を楽しませていただいている。松茸料理の中でも焼いて食べるのが最高である。昔は水に浸した和紙に松茸を包んで焼いていたのだが、今では銀紙とガス・レンジということになってしまった。それでも焼きたての松茸を細く縦に割いて、スダチとかカボスを搾って、その上に醤油をたらして味わうと「今年も生きていてよかった」としみじみとした幸福感に浸ることができる。

それにしても、この文明開化の世では季節感を感じさせる食物が減って、旬のものというと春の山菜とか秋の松茸ぐらいのものになってしまった。栽培技術が進歩し、また世界の各地から新鮮な食物が続々と輸入されるからで、何か淋しい気がする。

ところで、茸の香味は微妙なもので、同じ松茸といっても産地によって異なり、どうも産地の人は自分のところのものが最高だと自慢している傾向がある。近年、盛んにわが国に輸入されている韓国産は日本のものより劣るというのが日本での定評だが、これも韓国の人にいわせるとそうでもないらしい。

もう数年以上前の秋のこと、たまたまソウルに行った。当初は松茸をお土産にしようという算段であったが折からの北朝鮮兵の侵入で、松茸を採りに山に入れないので今年は駄目だということであった。しかし実際には、ソウルのホテルには松茸が並んでいる。ところがそれをみて「あれはすべて中国産ですよ。松茸は韓国のものでないと駄目です」とガイドさんは説明する。そういわれてみると、夏に立寄った上海のホテルにも日本人のお土産用の松茸が店においてあったし、最近では中国産が日本の店頭に数多く並べられている。中国でも雲南省とか四川省の山で松茸が採れるらしいし、アメリカやアフリカなど世界各国に同じような茸があって日本に毎年輸入されている。ともかく見かけは同じだが、韓国人に言わせればやはり自国産でなければ駄目だというわけで、どこにいってもお国自慢がある。これぱかりはどうしようもない。

ところで、世界を見渡すと茸を賞味し夢中になっている国民はそう多くはない。その中でも日本人の松茸、そしてフランス人のトリュフにかける思いは特異的であろう。

トリュフはフランスの地方でよく採れる黒色あるいは白味を帯びた小型の栗の大きさほどの茸で、松茸と同様に高価である。そしてブタやイヌがこれを嗅ぎつけ、人が土を掘って採り出すといったことでよく知られている。このトリュフがフランス料理として珍重されるようになったのは十八世紀頃からといわれており、十九世紀初めの有名な美食家、ブリア・サヴァランなどはトリュフの崇拝者で、その書を読むとその香味のみならず、健康あるいは精力剤としての効果にも期待しているようで、その思い込みが読み取れる。

もちろん現在でもトリュフの人気は高く、フォアグラとトリュフはフランス料理における宝石と真珠ともいわれており、また両者は付物となっている。

そんなこともあってか、わが国でも宴席やレストランで出されるフォアグラのパテの中心部には黒色のトリュフが斑点状に埋っていることが多い。ところがフォアグラのパテの味はともかくとして、トリュフの方は香味というものは全く感じられないのが常で、何時も気になっている。何故、味も素っ気もない、しかも高価なトリュフがこんなところに鎮座しているのであろうか。また、トリュフといって珍重され、よく料理に使われているのだが、本来どんな匂いをしていて、どんな味をしているのか、また何故珍重されるのか最近までさっぱりわからないままでいた。

もっとも、一度だけトリュフを丸かじりしたことがある。もう昔の話だが、かつてパリにいた頃、トリュフ料理の中でも、これをベーコンで巻いてパンケーキで包み、熱い灰の中で焼いた料理（truffe sous la cendre）が最高だというので、サンミッシェル広場に面したレストランに出かけていったことがある。いささか高価であったが、どうも香味ということではピンとこなかったので、トリュフへの疑問はそのままになっていた。

最近、保存技術の進歩のせいで、生のトリュフが空輸されるようになって、日本のレストランでもよく利用されるようになってきた。ある時、私の話を聞いていたあるレストランのシェフが「トリュフが入りましたら是非お出で下さい」というので、その後お誘いに乗って出かけて言った。容器に三〇個ばかりの黒いトリュフを載せて、匂いを嗅がせていただいたが、えもいわれぬ臭がし、何か都市ガスを思わせるような臭である。そして、この日は薄く切ったトリュフを混ぜたサラダを食べさせていただいた。決して芳香というわけでないトリュフ独特な臭が、ドレッシングで味つけしたサラダとマッチして、その味、香味はやみつきになりそうな感じで初めて納得した。

それにしてもフォアグラのパテの中心にお義理のように入っているトリュフを見るにつけ、

未だにいらいらさせられている。

　ところで、数年ばかり前のことだが、東北地方の山間の町を訪ねたことがある。その辺りの山には秋になると松茸が採れるので、松茸を研究する研究者がおられ食事を共にした。この若い研究者によると、この辺の山でもトリュフが採れるに違いないという。そこで町の人たちが豚を連れて山の中を歩き回る。その後幾つかのトリュフを探し当てたということを聞いた。量は少ないであろうが、ともかくわが国でもトリュフが採れる。こういった話は夢があって楽しい。

◈珍味とげてもの（下手物）食い

　まだ若い時、フランス中部の温泉町、ヴィシイで町の小さなホテルに泊って語学の学校に通っていたことがある。ホテルの階下に食堂があって、同僚の日本人三～四名と朝夕そこで食事をしていた。フランス料理に馴れてきた頃、ある時、アンドゥイエット・グリエ（andouiette grillée）という料理が出てきた。仔牛とか豚の腸と挽き肉を混ぜ、これを腸詰めにしたものをバターや油で炒めたようなもので、異様な臭が鼻を突き、一口、二口食べてみたが、それ以上は口にする気がしない。同僚の日本人たちも音を上げてしまった。そこで、店のオヤジさんを呼んで「これはどうも口に入らない。他のものに代えてくれないか」と頼む始末であった。オヤジさんの方は、われわれ黄色人種を見渡し、「この旨さがわからないのか」と残念そうな顔をして、結局、別の料理を運んでくれた。この料理は多くのフランス人が好んで食べているようで、調理の方法などによろうが、以後、この料理だけは敬遠している。しかし、このオヤジさんのいっていることももっともなところがある。

考えてみると、フランスのチーズなども相当の悪臭を放つものも多いし、日本でも「くさや」とかいった癖のあるものもある。納豆なども食べたことのない関西の人たちにとっては苦手の食べ物であろう。「東大に合格するには納豆ぐらい食べられなければ」と指導している関西の受験校もあるという。

しかし、一般にこういった癖のある食べ物は何度か味わっていると、病み付きになることが多いものだ。

ともかく世界で美食を誇る国民は何でも食べてしまうという貪欲さを持っていて、われわれが「げてもの（下手物）」と思うようなものを珍味として食べていて、その熱烈な食欲には敬意さえ感じられるし、また人間の限り無き欲望の壮烈さを感じさせられる。

例えばフランス料理の材料をみると、前述した牛とか豚の舌や腸とか肝臓、脳、さらに胸腺（リ・ド・ヴォ ris de veau）、兎の腎臓（ロニオン、rognon）など臓物がパリの肉屋の店頭に並んでいるし、またフランス料理の中でも最高の傑作とされるフォアグラ（foie gras）は過剰な餌を強制的に与え肥らせた鵞鳥の肝臓（脂肪肝）であることはよく知られており、これは確かに美味しい。またフランス人は蝸牛（エスカルゴ）とか蛙もよく食べている。そこで英国人はフランス人を（蛙食い）（frog eater）と呼んで軽蔑した言い方をしているようだが、フランス人も英国人を「牛肉食い」（beef eater）とやり返しているようで、どこの国でも他国の人間にはけちをつけたがるところがある。そして、フランス人にとってはこんな旨いものを食べる習慣をかえるわけにはいかない。イギリス人にとっても「ビーフ食い」はもうやめられないということになる。

　こういう遣り合いになると日本人はさしずめ「鯨食い」ということになるかもしれない。われわれ日本人にいわせれば、牛や豚を殺して食べている西洋人が何故、鯨は駄目だとめくじらたてて反捕鯨運動をしているのか気が知れないのである。

　また少し前のことだが、南アフリカのある国の現地人たちに「日本人とはどういう印象か」と尋ね回ったテレビ番組があった。それによると「日本人のことはよくわからない」という人が多い。中に「蛇を食べている気持ち悪い人種だ」と答えた人が何人かいた。どうしてそうなったのか調べてみると、何年か前に日本の蛇料理屋が紹介された映画が上映されたことがあって、この映画が元凶であることがわかったという。こうなると不本意ながら日本人はさしづめ「蛇食い snake eater」ということになろうが、油断できない。

　ところで、カタツムリ（エスカルゴ）についてはかつて昭和天皇が初めて訪仏された時の話がある。まず陛下はフランス語を話されるというので、とくにフランス人に人気があったということだが、ある日、パリ郊外の小村バルビゾンのレストランで昼食をとられ、エスカルゴを召し上がった。陛下は初めてのことであったのか、大いに気に入られ、ボーイを呼びお土産にエスカルゴの殻を所望された。ボーイが「かしこまりました。幾つ差し上げましょうか」と言ったところ、陛下は日本語で「三個《さんこ》」とお答えになった。しかし、実際にボーイが持って来たのは五個であった。フランス語で五はサンク（cinq）というわけで、ボーイは五個持ってきたわけで、この話は当時同行された従者の人が書かれているから本当の話であろう。

このようにすでに広く世界で日常の料理として受け入れられているものはともかくとして、一部の地域の特有な食材も数多く、また物好きが食べてみるとか大飢饉、食料不足で人がやむを得ず食べたというものをみると、犬、猫、ネズミ、ヒキ蛙、コウモリ、ヘビ、サソリ、ムカデ、蟻、また最近サーズ（重症急性呼吸器症候群）の原因動物として話題になったハクビシンなど数知れない。しかし、こういったものはごく一部のものを除いてそう美味しいものではないと思われ、いわゆるげてもの（下手物）というべきであろう。

こういうげてもの（下手物）をも含めて、ともかく何でも食材としてしまう点では中華料理にかなうものはなかろう。この国の人は「空を飛ぶ物は飛行機の他は何でも食べる。地上にある四本足は机の他は何でも食べる。」というから、そのスケールの大きさはずば抜けている。

中国には古来より「八珍」というのがあって、異説もあるようだが、牛、羊、麋（トナカイ）鹿、麏（クジカ）、豕（イノコ、豚）、狗（イヌ）、狼（オオカミ）、の八種の珍味、あるいは竜肝、鳳髄、兎胎、鯉尾、鶚炙、狸唇、熊掌、酥酪といった珍味を指すという。広東料理では竜はヘビ、鳳はニワトリというわけだが、どうも竜肝とか鳳髄などはそういう現実のものでなく、想像上のもの、雲をつかむようなものも含まれているようで、想像するだけで涎が垂れるといったものなのであろうか。

また山海珍味という意味で「熊掌燕窩」という言葉もある。熊の掌（とくに左の手掌が美味という）や燕の巣が美味、珍味であることに異存はなかろう。しかし、狗（イヌ）となるとどうだろう。もちろん私も狗の本格的料理を食べたわけではないからわからないが、中国には「羊頭をかかげて狗肉を売る」という諺があるように狗肉は羊の肉には及ばないと思われる。しかし、広東の人にいわせると、これは狗肉の美味しさを知らぬ北国の人のいうことだとしているようで、この辺の評価は難しいところであろう。

この他、開高健氏の書によると、禾（稲）花雀の脳髄とか蛭（ヒル）のスープ、ミミズの串刺しを焼いたものなどの話が出てくる。とくに面白いものに蚊の目玉というのが載っている。何でも重慶の近くの洞窟に住むコウモリはよく蚊を食べる。ところが、蚊の目玉は消化しないので糞中に出る。この糞を集めて漉すと蚊の目玉だけを取出せる。これをスープに入れて食するのだという。もっともこれだけは御本人も食べたことはないようで、本当のことはどうかはわからない。

現在ではあまりにも大衆化して珍味とはいえないかもしれないが、中華料理の中ではやはり北京烤鴨（北京ダック）はフランス料理のフォアグラに匹敵するものであろう。フォアグラ同様、食物を無理に詰込んで肥らせたアヒルの肉を丸焼きにしたもので、北京で食べるととくに美味しい。余談だが最後に指の頭ほどの大きさのダックの脳髄が供せられる。これは主賓が食べるものというが、味の方はどうということはない。もう二十年以上前、初めて北京に行った時、北京烤鴨店というビルみたいなダック専門店があって、観光バスが何台も停っていてびっくりしたことがある。ともかくそこで御馳走になったダックはなるほど本場の味という感じであったが、その後何年かして二度、三度同じ店を訪れてみると、どうもピンとこない。また、北京の北海公園の中の島に、仿膳という宮廷料理を食べさせる高級料理店があり、ここでも同様の経験がある。これは観光化、大衆化して味が落ちてしまったのか、あるいはこちらの舌が肥えたのか、その辺のことはわからない。

開高健氏によると「御馳走という例外品の例外ぶりを味得したければ、日頃は非御馳走にひたっておかなければ、たまさかの有難味がわからなくなる。美食とは異物との衝突から発する驚きを愉しむことであろう」としており、以前より味が落ちてきたのではなく、二度、三度行くと以前より美味しいと感じなくなることがその原因かと思っていた。ところが数年ばかり前、北京の現地の人に紹介していただき、こじんまりとした店でダックを食べたが、再び本場のダックを味わったような気がしたから、どうも観光化の影響も多分にあるように思えるのだが。

ところで、珍味というのは珍しいものと、稀少価値があるということである。中華料理といっても燕の巣は中国産ではなく、ヴェトナム、タイなどからの輸入品で、島の海に面した絶壁に金絲燕という素晴らしい名の燕が作る巣であるし、フカのヒレ（魚翅）などは昔から日本の輸出品が多いというから、中国では珍品であったのであろう。

ともかく、人は毒がなければ何でも食べる。最近ではペットの食べる缶詰を買って来て、これを美味しく食べられるよう調理する物好きな人もいるようで、げてもの（下手物）とか珍味の話をしていると際限がない。

しかし、こういったものの極めつきは人肉で、前述した開高健の「最後の晩餐」は喫人で終わっている。もっとも喫肉を習慣としている人喰い人種の話はともかくとして、ごく普通の人で大飢饉とか戦乱といった非常時に止むなく死んだ人の肉を食べたという話が多い。とくに一九七二年にアンデス山中に墜落した飛行機事故の生存者の話は有名である。

またフランス人の作家、食通で有名なキュルノンスキーの書を読むと、人肉の美味しい料理法とその味、さらに死んだ人の肉を食べることの社会的利益、要するに合理的な食料の確保と胃腸病の予防などといった人肉の効用が述べられている（大木吉甫訳、『美食の歓び』、中央公論新社、二〇〇三年）。

こういった喫人の記録をみると、やはり四千年の歴史を持つ中国がずば抜けて多い。とくに、平時において趣味とか嗜好また興味本位で人の肉を食べるとか、市場で両脚羊（二本足の羊）として人肉が売られていたというからすさまじい。

開高健氏によると、全世界の人は今後も増え続ける。しかし食料の資源には限界があるどころか、減ってくる。アメリカのトウモロコシやカナダの小麦でも異常気象で不作になることも起こりうる。そうなると近い将来、人類は人口を減らすために楢山節を歌わなければならなくなろうし、人肉の調理法がテレビで放送されるようになるかも知れない。

こんなことを想像するだけで空恐ろしい。だが、キリストの最後の晩餐には十三人の中に一人の裏切り者がいたのである。

◈食事のマナー

料理は美味しく食べればそれでよいとしても、一人で黙々と食べる時はともかく、何人かの人と食事を共にする時には相手が不快にならぬよう注意することも大切で、そこに自らマナーとか礼儀が必要になる。

わが国では、フランス料理店というとまず高級であるという感覚が働き、気後れを感じる人も多いに違いない。そして事実、高級店では夏でも上着にネクタイをしていないと入れてくれないところも多い。また日本人は古来より箸を使って料理を食べる習慣があって、金属製のナイフやフォークを使って食べるのは苦手である。そして、お皿の両側や前方にいろいろのナイフやフォークが並んでいるとまずどういう順序に使うのか気になる。ナイフやフォークは原則として外側のものから使うのだとか、魚料理用のナイフは腹のふくれた形のものを使うのだとか、いろいろとルールがあるのだとか聞かされるとややこしい。

また、ナプキンというのがある。これは膝の上に置くか、さりげなく上衣の下のところにその一隅を引っかけるのが普通だが、ヨダレかけのように上衣の上の方からぶら下げている人がいる。これはどうも見苦しい。

もっとも一九三四年のことだが、パリにラ・セルヴィエット・オウ・クウ（La serviette au cou）、「首にかけたナプキン」というグルメの会というのがあり、会員はナプキンを首から垂らして食事をする規則があったという。これは一種のデモンストレーションで、一般の人が真似をすべきものではなかろう。

また、フランス人はよく肉や魚を食べた後、皿に残ったタレ、ソースをバゲット（棒パン）をちぎったものに染み込ませて食べている。最初の頃は何か下品な感じもして見ていたが、高貴な人でも盛んにやっている。これもさりげなくやっていれば礼を失するということはないようで、私ももっぱらこの方法で味を楽しんでいる。日本料理でも煮魚の残った汁を御飯にかけて食べると美味しいのと同じで、合理性を尊ぶ美食の国民にとっては納得できることである。

また、フランス料理店といっても、特に日本ではやや高級なレストランに行くと、前方の方に美しい金属製の容器が置いてあって、中に少しばかり水が入っている。洋食ではパンを手でちぎって食べるので、デザートに入る前に、このボウルの中に指を入れて指を清める習慣がある。そこでこのボウルはわが国ではフィンガー・ボウル（finger bowl）と呼ばれているが、そうとは知らずにこの水を飲んだという人の話を時々聞く。こんなことは田舎者の日本人のやりそうな失態と思っていたが、こんな人の慰めになる話もある。

ある時、戦闘で武勲を立てたイギリスの若い兵士がおり、戦いが終わると、共に戦ったフランス兵たちが夕食に招待した。食事が始まるとこの若い兵士は目の前のフィンガー・ボウルの水を飲もうとした。これを見たフランス兵の隊長は、早速自分でもボウルを手に取り、部下のフランス兵全員に命じて、フィンガー・ボウルを高くかかげてこの勇敢なイギリス兵のために乾杯したという。フランスの隊長の咄嗟の機転で、この若いイギリス兵士は恥をかかなくて済んだということだが、私はこの話を読んでからは食卓の美しい銀色の容器を眺める度に一度でよいから皆でこのボウルでもって乾杯してみたいという誘惑にかられている。

ここまで述べてきたように、フランス料理も少し馴れないとあれやこれやマナーが気になり肝心の料理の味を充分に楽しむに至らないこともあろうが、一般にはそれ程気にすることもない。レストランでは知らないことは何でもボーイに聞けばよいし、とくにメニューの選択などはわからないときは相談するのがよい。

マナーといっても、酔って管を巻くとか、大声でどなるといった非礼は論外だが、日本人にとってただ一つだけ注意すべきマナーがある。食事中は会話を楽しむのが常であるが、それ以外にフォークとかナイフを使う時に音をたてないように注意することと、ものを飲んだり食べたりする時に音を立てないように注意することが大切で、そばや汁物を食べる時、ツルツル、ペチャペチャと音を立てる習慣のある日本人にとってはややもするとこの癖が出るので要注意である。

ある時、ペルーの山中、旧インカ帝国の旧都クスコに行ったことがある。同僚を誘って広場に面した小さな、あまりきれいというわけでないレストランで食事をした。ところが、食事を始めると店のオヤジが血相を変えてやってきてスペイン語で何やらわめいている。最初は何がなんだかわからなかったが、どうも「お前達はスープを飲むのに音を立てている。けしからん」と言って憤慨していることがわかった。周囲を見渡しても、われわれ日本人二人以外に客はいないし、こんな田舎の粗末なレストランのことであり、何だこのオヤジめと思ってみたが、オヤジの方は「俺は一流のコックだ」といわんばかりに胸を張って堂々とまくしたてる。

舌鼓あるいはツルツルと音をたててものを食べることには全く無頓着な日本人にはわからない感覚の世界だが、われわれがとくに気をつけねばならないマナーである。

◆西洋料理〜フランス料理は最高だ

西洋料理の中で総体として美味なのは、やはりフランス料理ということになろう。西洋の料理法は一部の例外を除くと本質的には中華料理と同じで、与えられた食材を調理・味つけをして如何に美味しくするかというもので、日本料理のように食材を選別し、自然の味を生かそうというのと趣を異にしている。

ところが、フランス料理に比べて極端に評価の低いのはアメリカとかイギリス料理で、どうもアングロ・サクソン族は味については味音痴のようである。アメリカ固有の料理というと、ハンバーガーとかフライド・チキンのチェーン店を思い出す程度だし、イギリス料理というとコールド・ビーフといったところで、こういった国の人は空腹が充たされれば良いと考えているようにもみえる。

ともかく日本でもフランス、ドイツ、イタリア、スペイン料理店というのがあっても、イギリス料理店とかアメリカ料理店というのはまず例外的存在である。

しかし、こういった国の人でも自国の料理は旨いと思って食べているに違いない。こんな世評に反発して『イギリスはおいしい』という書を出版しておられる先生があり、早速読んでみた（林望『イギリスはおいしい』文春文庫、一九九五年）。イギリスにだって旨いものはある。魚料理では鯖料理、鱈子の燻製、ホワイトベイト（白魚）の唐揚げ、そしてフィッシュ・アンド・チップス、またサンドウィッチにスコーンといろいろ並べ立てそれと共にイギリスのうるわしい習慣や文化を綴っている。しかし読み終わってみると「イギリスにも旨いものがあるぞ」といった著者の反骨精神にもかかわらず食物としては「やはり旨いものはなさそうだ」ということを白状しているようで、そこがまた面白い。

また一昔前のことだが、ロンドンに留学されていた日本の先生がパリにやって来た。パリに住む貧乏学生の同僚が早速、通い慣れた学生食堂に案内したところ「これは美味しい」とパクパク食べていたという。古き日の思い出だが、未だにこの先生はこの話で冷やかされている。

ともあれイギリスにはこれといって旨いものがないというのが定説のようである。

フランス人にいわせると、その原因の一つは宗教にある。そもそも大食はキリスト教のいう七つの大罪の一つで、イギリスの清廉なプロテスタント教徒は、最高に美味しい御馳走にいささかの罪の意識を感じているせいだという。

ところが、フランスでは中世以来、カトリック修道僧もローマ法王とともに美食には寛大でグルメを攻撃しなかった。そして未だにこの国民は自国の料理は世界で最も美味しいものという自負をもっている。

一九七七年にフランス国民を対象としたアンケート調査では、フランス料理が世界で最高だとする人が国民の八四%を占めている。そして事実、世界の国々の人が、フランス料理を最高のものと思っていると自画自賛している。ただし、日本人だけが巧妙な理屈で抵抗している。日本料理は哲学的、詩的で健康に良いという理屈だという。誇り高いフランス人がせめてこういうことを気にしているという所だけは好感が持てる。

そこで思い出すのがフランスのヌーヴェル・キュイジーヌ(nouvelle cuisine—新料理)というものである。一九六四年、東京でオリンピックが開かれた。世界でフランス料理が最高だと信じているフランスのコックたちが日本にやってきて、日本料理に接した。彼らは神道的、自然崇拝を基にした日本料理に魅せられ、またその盛付けの美しさなどに目と舌を奪われた。そして、帰国すると伝統的フランス料理に新風を吹き込んだ。フランスでは料理を大きな器に載せ食卓に運び、それを各自が好きなだけ自分の皿にとって食べるのが通例だが、料理も一つ一つ予め皿に載せて盛付けをして供する。とくに伝統的なコッテリとした味付けに代ってあっさりとした淡泊な味の料理が作られるようになり、この新しい料理はあれよあれよという間に広まり、これを売り物にするレストランが料理店のランクを示すガイドブック、ミシュランの上位を占めるようになった。料理の日本化(ジャポニスム japonism)というわけである。さすがに生ガキ(牡蠣)を好んで食べているフランス人だけのことはある。

われわれ日本人にしてみれば「どうだ」といってみたいところだが、そんなことでくたばるフランスではなかろう。ともかくフランス料理は世界で最も優れており、それはフランスの大地が最上の野菜、果物、ワインを生産するのに適している。またこの国は美味しい家畜、ジビエ（gibier 狩猟鳥獣）、そして魚貝類に富んでいて、そこでフランス人が美食家で料理上手なわけだと考える。そしてフランス人の持つ生まれつきの味覚がそうさせているのだといわんばかりである。

ある時、フランスのジャーナリストが、その筋の学者に「フランス人は何故グルメなのか、あるいはそう思っているのか」質問をした。この学者は「生まれつきのものですよ。黒人がダンスの名手であるように」と即答したという。ところが二日後、この学者から電話がかかってきた。「先日は失礼しました。あなたの質問に早く答えすぎました。やはり生まれつきばかりではありません。教育だけですよ、この現象を説明できるのは」と訂正して欲しいと言ったという。（ジャン・ロベール・ピット、千石玲子訳『美食のフランス』白水社、一九九六年）

ある時、日本通の中国の先生を東京の豆腐料理店にお連れしたことがある。いろいろの日本料理を食べたが、こんな料理は初めてであるというので喜ばれた。しかしそのうち「唐辛子とラー油はないか」とおっしゃる。先生は中国の四川省の出身でなるほどと思った。麻婆豆腐に限らず本場の四川料理となると唐辛子が効いていてわれわれ日本人はとてもぱくぱく食べられないが、この地方の人にとってはこれでなければ満足できないのであろう。

こんなことを思うと、やはり食は文化であり、環境とか習慣、教育に関係したものであろう。

◇ワインの話

フランス料理というとワイン、そしてワインといえばフランス料理というわけで、フランス人のワインにかける熱気というものはすごい。そしてその品種、銘柄も数多く、しかも同じ銘柄でも作られた年が問題となる。そして秋のブドウの収穫時になると誰もが「今年のワインはどうだ」といった話をする。もちろん子供の時から毎食、水代りに飲んでいるわけだし、病院の患者にだってワインが付く。ワインがなければ料理も喉を通らぬということである。

ともかく、フランス人に限らずヨーロッパ人たちのワインに対する思い入れは深く文化に根付いており、各国が「ワイン法」といった法律を作ってブドウの品種、生産地、品質による格付け、またラベルの表示法などを細かく定めて、ワインの品質を守る努力をしており、われわれ日本人には想像も出来ないところがある。

日本では、昔はワインというと、甘い味のポート・ワインとかハニー・ワインと定まっていたが、東京オリンピックの頃から本格的なフランスのワインが好まれるようになり、最近ではワイン・ブームに乗って、本場のフランス人よりもうるさい人も出てきて、ボルドーの○○年の××が旨いとか、またわが家にワイン・セラー（保存庫）を持って悦に入っている日本人も増えてきた。またボジョレ（beaujolais）といったワインは新酒が旨いというので、これが初出荷される十一月の第三木曜日には、早々フランスから空輸される。日付変更線の関係で、外国人としては世界で最も早くこれにありつけるのは日本人だというので話題になったりしている。

また、フランス人はどういう訳か、欧米人の中でも心筋梗塞で死ぬ人が少ない。そこでフランス人は赤ワインをよく飲むからだとか、その成分のポリフェノールが心筋梗塞の予防に有効だということがいわれてワイン党を喜ばせている。

ところで、フランスの中部のブルゴーニュ地方に、コート・ドール（Côte d'or 黄金の山腹）と呼ばれる地方があって、ここから産出される赤ワインはとくに美味しいといわれている。その中でも、とりわけロマネ村のブドウからとれるワイン、ロマネ・コンティ（Romanée Conti）というのが何故かわが国でも有名になって、日本ではバブル経済華やかな頃には一本九十万円以上もする高値を呼んだものもあった。今でも東京のレストランで頼むと四十万円は下らないであろう。

わが国でバブル経済がそろそろおかしくなってきた頃のことである。一寸とした仕事でパリに行き、モンパルナス駅の近くのホテルで同僚と朝食をしていたが、でっぷりした日本人の中年の男性が隣の席から近寄ってきてわれわれの話の輪に加わった。

「ロマネ・コンティをまとめて買いたいのでフランスまでやって来たのだが、どうしても手に入らぬ。お金はいくらでも持っているんですがね」とこの男は嘆かれる。察するにフランス語の方もおぼつかないし、また何かコネがあるというわけではなさそうで、思わず顔を見つめてしまった。昔はこんな無鉄砲な男を見ると軽視したくなったものだが、最近ではこういった人の貪欲さとかヴァイタリティに敬意さえ感じるようになってしまった。ともかく、こんな日本人がロマネ・コンティの値段を吊上げてしまったようである。

ところで、作家の加賀乙彦先生（先生は精神科の先生で、私の先輩でもあるので先生と呼んでおく）からお聞きした話だが、先生はある時、ロマネ・コンティを飲む会というのに出席された。二種類のフランスのワインがグラスに注がれて用意されていて、参会者はそれぞれのワインを味わった。さて、飲み終わって、一同はソムリエ（sommelier —ワイン係）にどちらがロマネ・コンティであるのか聞いた。「皆様はたしかにロマネ・コンティをお飲みになりました。ですからそれでよろしいのではないでしょうか」と言って教えてくれなかったという。これはなかなか粋な計らいともいえるが、また「どうせ連中にはワインの味のわかる奴はいないだろうから、どうでもよかろう」といったしゃれかもしれない。

一流のソムリエとなると、ワインの香りを嗅ぎ、一口味わっただけで○○年のどこのワインで銘柄まで当ててしまうようで、また素人でも結構ワインの味のわかる人もいることは確かであろう。しかし、二種類のワインを飲み比べれば、どちらがより良いのかといったこと位はわかるが、それ以上のことは自信のない私などにとっては余計なことだがどうも自称ワイン通という他人のことが気になるのである。

イギリスの有名なウィスキーにジョニー・ウォーカーというのがある。そして黒ラベルと赤ラベルがあり、黒ラベルのものはジョニ黒といわれ、より高価であることは誰もが知っている。「ジョニー・ウォーカーはやはり黒でないと駄目だ」という先生がおられた。真面目なのだが、少しわかったようなことをいう傾向のある先生で、そこで悪童連中が企んだ。ある時、ジョニ黒の空ビンにジョニ赤を入れて、何気なくこの先生に飲んでいただいた。「やっぱり黒ですね。香りが違う」とおっしゃる。かくして悪童連中の謀りごとは成功した。

◈おなら（屁）の話

愛嬌と恥辱

おならは飲食に関係する人間の生理的現象の一つで、身分の上下を問わず誰もが日々体内から発している。おならは俗に「へ（屁）」といわれるが、おならの「お」は敬語のようで、そもそも尊敬に値するものであろう。また、時には愛嬌もあるが、悪臭を放つと嫌われる。しかし、一発、轟音を発した後は本人の方は気分爽快というわけで「奈良の大仏屁で飛ばせ」といった威勢の良い言葉などもある。こういった快感は世の東西を問わず同じようで、例えば十六世紀の医師でもあり作家でもあったフランソア・ラブレの書いた物語の主人公である巨人・パンタグリュエルのおならは大地を震わし、五万三千人の倭人《こびと》を放出したという壮大さであった。

また、人間はどういうわけか風呂に入ると一発放ちたくなるもので、一発放ちブクブクと音を発して気泡が水面に現れて、パンと割れる様を見ていると何となく妙な気になる。作家の故・遠藤周作氏はスカルノ大統領夫人との対談で「貴女はお風呂の中でおならをすることがありますか」と尋ねたところ、夫人は「ありますわ」と答えられ、これで夫人に対する親密感がずっと深まったということを書かれているが、おならの話は庶民的だが上品な話とはいえない。

また、畏まった席で放つことは礼を失する。そこで、公儀の場でおならをしたことを恥じて切腹した武士の話や「嫁の屁は五臓六腑を駆け巡る」といった川柳もある。また佐藤清彦氏の著『おなら考』(青弓社、一九九四年)に載っている話だが、明治の初期のこと、祝言の翌日、仲人に挨拶に行った花嫁さんが不覚にも一発放ってしまった。仲人のばあさんは「これはこれは結構なおみやげを戴きまして」と述べたところ、これを苦にした花嫁は自殺してしまった。この話を聞いた仲人のばあさんも責任を感じて自殺し、さらに花婿も自殺してしまい、嫁のおならが原因で三人の命が失われてしまったということが新聞に載ったという。笑えない話である。

こんな深刻な話は別にして、誰かがおならをすると周囲の人はどうもクスクスと笑いたがるもので、これも奇妙である。もう第二次世界大戦中のことだが、当時私が通っていた中学校では那須に修養道場というのがあって、各クラスは年に一回、一週間そこで農作業などをしながら集団生活をすることになっていた。また農作業のかたわら毎日、一定の時間、講話を聞いたり座禅をさせられる。ところが、都会子は毎日出される麦飯に慣れていないせいか、やたらにおならが出る。そこで森閑とした座禅の席ではあちらこちらから「ブウ」という音が聞こえてきて、笑いをこらえるのに一苦労したのを覚えている。

このように、おならは決して上品なものではないが、いわば愛嬌と恥辱とが並んでいるようなものである。

へ（屁）の期待

前述した遠藤周作氏の話の続きであるが、かつて慶応大学経済学部の入学試験の論述試験で「経済学部への期待」という題が出された。担当の試験官は横長の黒板にチョークで、

経済学部
への期待

と二行にわたって出題名を縦書きにした。ところが「忘れもしない二年前、ぼくが盲腸の手術を受けた時です……手術後、ぼくも看病してくれた母も共に屁を期待していました……」と手

術後、何時へ（屁）が出るのか、その期待についての様子を書いた受験生がいたという。

また、前述した佐藤清彦氏の書にも同様のことが載っている。ある週刊誌の広告の見出しに、

ヒマラヤ登山
への一発勝負

と書かれており、これを見た人が、この週刊誌を買ってみたが「への一発勝負」という内容が出ていないというので出版社へ苦情を申し立てたというのである。こうなると話は二番煎じ、虚構じみてくるし、前述した遠藤周作氏の話にしてもその真偽の程はわからない。

しかし、おならが出ないというのは、われわれ外科の医者にとっては重大事件で、とくに開腹手術後に、おならが出るか出ないかは手術の成否のかかった問題なのである。手術とくに開腹手術をするとその後、しばらくは腸の動きが停っておならが出ない。手術後の経過が順調だと通常は二～三日経つと腸が動き出しておならが出る。これは術後の回復が順調であることを示す朗報で、おならが出ると外科医はまず安心する。おなら様様である。一九三〇年、当時の首相、浜口雄幸は東京駅で暴漢に腹部を銃撃され手術を受けた。術後、おならが出たことが新聞に発表され、全国民が安堵の胸を撫下したという話は有名である。首相の主治であった真鍋博士は「秋の夜や天下に轟く屁一つ」という句を作ったという。

もちろん、私も長年にわたり手術をしてきたので、「への期待」は何時も味わってきた。も

う十年以上前のこと、昭和天皇の手術をした後、とくにその記憶が残っている。陛下は手術後も何一つ苦情や御不満を訴えられることなく、後で考えるとまああの術後経過であったと思うが、とくにガス（おなら）が出てからは日に日に回復された。この時、ふと真鍋博士の句を思い出した。

ところで、術後二～三日もすると、われわれは病室に赴いて「排ガスがおありですか」と再三にわたり御質問した。そうした時、陛下は虚空を眺め、御返事がない。真の帝王、大元帥ともなると、こういったものであろうと思ったりしていたが、後で侍医さんにお聞きしたところ「ガス」とか「おなら」などといっても陛下にはおわかりにならない、「ガス」といえば、陛下にとっては固体、液体、気体の気体にあたる言葉で、せいぜい都市ガスという意味にしか受取られないであろうとのことであった。「お上（かみ）、おプウがございましたか」といわねばおわかりにならないのではというわけである。「おなら」とか「屁」だとか、また少し上品に「ガス」とかいって通用している庶民社会では考えられない世界であるが、おならは「オプウ」、おしっこは「オジャジャ」といった宮中用語は擬音で幼児語的だが、どこか愛嬌もあって納得できた。

もっとも、おならはフランス語ではペ（pet）、おしっこは幼児語でピピ（pipi）というから、どこか似たところがある。

おならは燃えるのか

ところで、おならはどこでどのようにして作られるのか、その成分はどうなっているのかということになると医者でも正確に答えられる人は少いように思われる。おなら、すなわち屁は大腸内のガスが肛門から放たれるもので、この大腸内のガスを分析すると、個人差や食事の内容や腸管内の状況などによってかなりの差があるようだが、正常な人ではほぼその四分の三が窒素で、およそ二〇%が酸素、その他炭酸ガス、アルゴンガス、さらに悪臭の原因となる硫化水素とか微量のガスが含まれている。しかし、基本的には空気の成分に近い。すなわち、われわれは気が付かないまま飲食などと共に空気を呑み込んでいて、それが大腸に達し、またその他消化管内で食物などが発酵、腐敗することによって生ずる種々のガスがこれに加わって屁ができるというわけである。しかし、腸の動きが悪く腸内容が停滞したり、腸に病気が起こると、腸管内の細菌叢が変化し腸管内のガス成分が変り、メタンガスや水素ガス、さらに硫化水素などが増え、悪臭の原因ともなる。

また、腸管内のガスが爆発して重大な結果を来したという報告がある。わが国でも電気メスを使って腸を切開する時に腸管内のガスが燃えて周囲の腸が焼け爛れ、その部分を切除しなければならなくなったという報告が一九六九年の外科の専門誌に載っている。もちろん、腸に閉塞があって多量の異常ガスが溜まっていたので、こういったことになったわけで、通常の場合にはまずこういった事故は起こることはない。

そこで屁は燃えるのだろうか。風呂の中で、ブクブクと浮上してくるガスを眺めながら、こう考える人も多い。

ところで、作家の藤本義一氏が書いた『屁学（ひがく）入門』という本には、屁について研究している女子校の化学の教師の話が出ている。けなげな奥さんが、一定の食べ物を摂り、おならが出そうになると急いで風呂に入って、ブクブクと出てくるおならを瓶に集めて亭主の研究に供している。食べ物の種類によっておならは燃える時の色が違う。こんな研究を聞きつけたあるテレビ局員が、この化学の教師をテレビの鼎談に引っ張り出した。そこでは話の終わりに瓶に集めたおならに火を付けてみせるといった番組である。ところで、たまたまその頃、この先生の勤めていた女学校が経営難に陥っていて、この先生も学校を解雇されてしまう。世の中の人は、おならといったいささか下品なテレビ番組に出演したせいだとうわさをする。そこで終わってしまえば、この先生も浮かばれない。そこはさすがに作家の腕で、学校を辞めた後、アメリカから招請が来たという話で終わっている。また、この先生は学校を去る時「コウモン（校門、肛門）を出ずるわれ屁のごとし」と一句詠んだというサゲまでついている。

また、これと同じように風呂で集めたおならに火をつけてポウッと燃えるのを試してみたという話や、肛門近くにライターの火を近づけておいて、おならをさせてパッと燃えるのを楽しみにやっている「ヘモス（屁燃す）クラブ」などというのがあるといった話などもある。

おならが燃えるかという研究としてもう少し真面目なものとしては、東京大学の外科の前教授らの研究がある。大腸の病気を検査するために肛門より内視鏡を挿入するが、その際に集めた腸内ガスやイヌで腸閉塞を作って、その時の腸内ガスを分析した結果を報告している。それによると大腸内のガスの成分は人によりかなりの差があるが、通常では前述したように窒素や酸素が主成分で、異常な状態になるとメタンガスとか水素ガスが増え、発火、爆発の危険があるということである。

ともかく、おならは燃える可能性がある。しかし、通常の人のおならが何時も燃えるものかどうかわからない。ともかく風呂に入ってブクブク湧き上ってくるおならを眺めていると燃えるのかどうか試してみたくなるのだが、馬鹿馬鹿しくもあり、私も未だに実行したことはない。

前述した「への期待」、私が作文を書くとなると、さしずめ「へは燃えるのか」こんなことを書くことになりそうである。

屁の大家

江戸の中期、平賀源内という変わり者がいた。太平の続く世の博物学者として有名で、物理、化学、鉱物学などを学び、西洋文明に接して発奮し、わが国の諸地方の産業新興に尽したことで知られ、とくに彼の作った摩擦式起電器（エレキテル）は人々を驚かせた。この進取の気性に富んだ源内も当時の世に受け入れられず、結局はカッとなって弟子に切りつけたことで捕らえられ獄中で死を遂げてしまった。

　このいささか風変わりな源内は「放屁論」という書を残し、屁に託して当時の世相を皮肉っている。その中で、江戸両国橋の近辺で、屁をもって犬や鶏の鳴き声や歌まで演ずるヘッピリ（屁放り）男という芸人の話があり、この芸人に賛辞を惜しまず「思慮をめぐらしながら修行すれば、屁さえもこのように役立つものです。ああ世を救おうと志す者、あるいは諸芸を学ぶ者、もしも心を一つに励むならば、天下にその名が鳴り響くのは、この屁よりももっと大きいものがあるでしょう」と述べている。

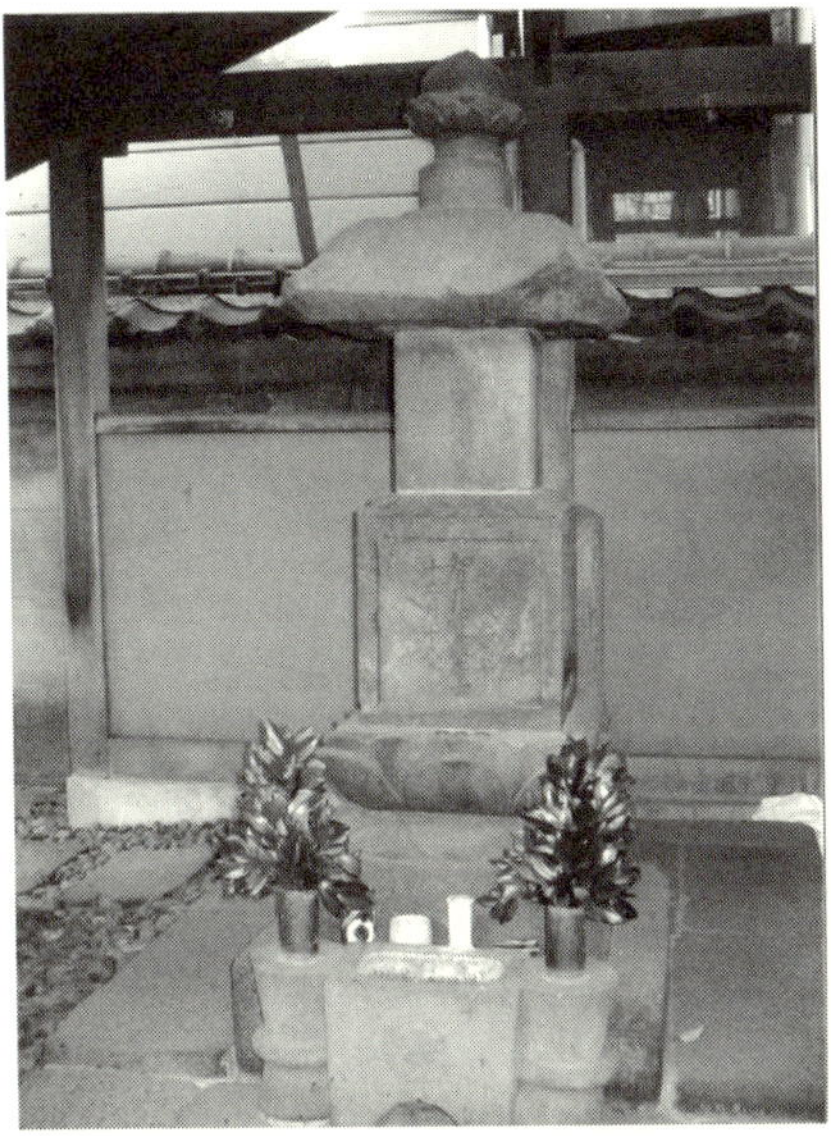

平賀源内の墓（東京台東区）

　また、万人、屁をひ（放）るもので、昼にはみんなが目を覚ましており屁をひるところから昼（ひる）というよみができたし、えびす（恵比須）様は屁の道がお好きで、もともとは「へびす」様であったとか、奥州にある一戸《いちのえ》、二戸《にのえ》……といった地名も、そこに家があり人がいて屁をひることから「いちのへ」、「にのへ」……というのだという。さらに論語に「浴乎沂、風乎舞雩、詠而帰」（沂《き》に浴し、舞雩《ぶう》に風《ふう》し、詠《えい》じて帰らん」という文があるが、この舞雩は「ブウ」すなわち「おなら」のことだと述べており、こうなると源内の屁理屈には手が付けられない。ちなみに少し解説を加えると、この文は論語の中でも最長文で名文とされている章の一部に属し、ある時孔子が弟子たちとくつろいだ話をしていた時、弟子たちそれぞれに勝手なことをしたいとするなら、何をするのかという問いに対して弟子の一人、曽晳《そうせき》が答えたのがこの文である。「冠をかぶった従者、五〜六人と未成年の従者六〜七人を打ち連れ、沂《き》水でみそぎをして、雨乞いの台（雩）で舞を舞わせ、歌を口ずさみながら帰って参りたいものだと存じます」ということで、孔子はこの答えにいたく満足したという。（貝塚茂樹編『孔子・孟子、世界の名著』中央公論社、一九七八年）。もし源内の言うように舞雩が「ブウ」すなわち「おなら」のこととすると、水浴をして、おならを風にとばし、歌を歌いながら帰ってくるということになろうが、それはそれで孔子様に気に入ってもらえたかもしれない。

ともかく、この源内の書を読むとその屁理屈ぶりは限度を越しているが、「屁にもならない」とか「屁っぴり腰」さらに「河童の屁」とか屁の付いた言葉も数多い。もっとも「河童の屁」というのは「木葉の火」が訛ったものとされているが、どうも「河童の屁」とか「屁の河童」の方が何かしっくりするから奇妙でもある。

西洋の書としてはフランスのロミとジャン・フェクサスが書いた「逸話でつづるおならの歴史」（Histoire anecdotique du pet）という力作があり、近年わが国でも訳書が出版されている（高遠弘美訳『おなら大全』作品社、一九九七年）。この本にはヨーロッパにおけるおならに関する逸話や絵とか写真などが数多く載っており、よくもこれだけのものを集めたものだと感心させられる。この中に前述した源内の書いた屁放り男に対抗するおなら男（ventemane, pétomane）の話が出ている。一八九一年のこと、パリのムーラン・ルージュの支配人のところに三十三歳のマルセーユ生れだという一人の男がやってきた。この男は肛門を開いたり閉じたり自由にでき、肛門から水や空気を吸い上げたり放出するという訓練を重ね、おならで国歌、ラ・マルセイエーズのルフランを正確に演奏したり、その他民謡やオペラの歌曲などを奏することが出来るというのである。名はジョゼフ・ピュジョール（1857－1945）といい、その後、パリを中心に大活躍し、一世を風靡したという。何しろ彼の出演料は当時の大女優、サラ・ベルナールの二倍以上であったというから、その人気はすさまじいものであったという。

この他に日本でもおならについての著作や随筆など数多く、また多くの作家がおならについて何かを書いており、おならの人気は高い。しかし、おならに関する書を数冊も続けて読むと本当の話か疑問を感じたり、また頭がおかしくなってくるし、前述した「おなら大全」の訳者も末尾に「おならの話の連続に「げっぷ」が出そうになった……」と述懐しておられるが、もっともなことである。しかしそれ以上に、おならについての書を世に出そうとする著者の気持ちの方が気になる。平賀源内のことはすでに述べたが、前述した『おなら大全』の著者・ロミ（本名はロベール・ミケル、1906－1995）という人物もいささか変わった人のようで、この書以外にも「突飛なるものの歴史」、『悪食大全』（高遠弘美訳、作品社）といった書がある。この男は人目を避けて生活していたようで、晩年にはギャンブルで全財産をすってしまったという。

また、大正十五年に出版された、屁についての集大成とされる「屁」（双方館）の著者は、福富織郎（ペンネーム）という人だが、本人の正体は未だに不明である。著者はその著の中で「想らく無用の書といって、是れ位無用の書は又とあるまい。さり乍ら、無用の材をもって無用を楽しむのも亦僕輩たる所以、其情亦憐れならずや」と述べており、やはり屁といったような書を世に出すことを恥じていたのかもしれない。ところで、前にも引用した「おなら考」を書いている佐藤清彦氏はこの福富氏が如何なる人物なのか執拗に探索しており、結局はわからず終いだが、ともかく、こういった屁の大家をみていると一種特有の臭気を感じざるを得ない。

「人生は屁みたいなものさ」とある老人がいった。こういった時「人生は短く一瞬のことで、はかないものだ」「下らないようだが、大切なものだ」、また「悪臭と快楽が共存しているものだ」とかいろいろの解釈ができるであろう。ともあれ、得体のしれない、また掴み所のないところがおならの魅力なのであろう。

Ⅴ　世界の中の日本

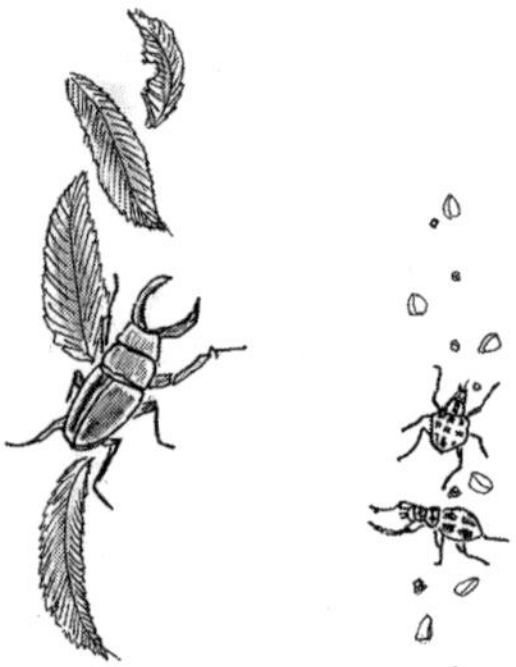

◈フランスの魅力

日本とフランスとの出会い

西洋文化とか文芸（文学・芸術）というとフランスと相場が決まっていて、これは近代以後のわが国だけのことかもしれないが、ともかく日本ではこの方面でのフランスの魅力は強大で人気は高い。

私はとくに文芸にそれ程に造詣が深いというわけでないが、若い頃ひょっとしたことでフランス政府の給費留学生として一年ばかりパリの病院に居候をしていたこともあって、ともかくフランスとかパリのことになると何かと気になっている。

当時は、私は貧乏学生の類でパリの大学都市の日本館に寄宿していたが、ある時何の前触れもなく共立女子大教授という肩書きの高橋邦太郎先生が訪ねて来られ、しばし雑談をしたことがあった。もちろん当時は先生とは一面識もなく、どのような先生か知らなかったが、そんなこともあってその後先生の著書を二、三拝読した。先生は日本とフランスとの間の交流の歴史について研究されており、当時もそのための調査でフランスに来られたということがわかった。先生の著書によると、日本人で最初にフランスの地を踏んだのは仙台藩主、伊達政宗の命令でローマ教皇の下に派遣された支倉六右衛門常長一行であったという。彼らはメキシコ経由で大西洋を横断してスペインに至り、地中海を航行しローマに向う途中、風雨を避けるため南フランスの港、サン・トロペに入港し、二、三日間滞在した。一六一五年のことである。この時の記録が今でもこの地に残されていてフランス人が見た初めての日本人の印象や彼らの行動、風習などについて書かれた文書があるという。支倉使節団一行はその後、ローマ教皇に会い、一六二〇年、八年間の大旅行の末に帰国するが、すでに日本は鎖国とキリシタン禁圧の世になっていて、彼らの教皇訪問の目的は全く達成されないままになってしまった。また帰国した支倉らは雲隠れせざるを得なかったという。

余談だが、日本の最初のローマ使節は九州の大村、豊後、有馬などの藩主が派遣した二名の青年で、三年余を費して一五八五年にローマに到着している。

また、フランス人として初めて日本に到来したのはドミニコ会神父のギョーム・クールテで、神父は琉球に潜入した途端に捕らえられ首をはねられ殉教死した。一六三七年のことである。

それ以後も日本は鎖国政策を続けたため、幕末までは西洋人としてはオランダ人以外に交流がない状況が続いた。幕末になって鎖国が解かれると西洋各国が日本に干渉するようになり、フランスはとくに幕府に加担する。そして二、三人の日本人が技術の修得に渡仏する。とくに一八六七年（慶応三年）のパリの万国博覧会の折には幕府は十余名の使節団を派遣し、また同時に薩摩藩や佐賀藩も独自に使節団を送った。この時、商人や芸者、芸人も参加し人気を博した。

明治時代になると、新政府は直ちに西欧の政治や軍事体制などをわが国に移入させるべく、明治三年（一八七〇年）に留学生規則を定め、いわゆる官費留学生をドイツ、フランス、イギリスなどの国に派遣した。また、これとは別に各旧藩からの留学生や私費の留学生も数多く、政府の視察団が派遣された明治五～六年の頃には、一行がベルリンに到着した時に留学生数十人が駅に出迎え、またパリでは鹿児島県人十五名が一行を囲み郷友会を催したというから、この当時すでに数多くの日本人留学生が現地にいたということになる。

しかし、留学の実態は様々で、当時出された建白書では、学業の進まぬ者が多く「御国の名誉」にかかわりかねないとしており、明治八年、政府は新たに公費留学生制度を設けている。

やがて、新政府は政治や軍事体制、さらに学芸、医学などについて主にドイツを範としたため、以後フランスとの間の交流はどちらかというと乏しいものだったといえよう。明治の初期、一八七一年（明治四年）には、フランスは普仏戦争に破れ講和をしたように国力も低下しており、またフランスはかつて幕府に加担したこともあって、西洋の中で当時隆盛期にあったドイツが選ばれたのも尤もなことと考えられる。

前述した公費留学生制度により、明治時代を通じて留学した人の総数は六百八十三名に達したが、そのうちドイツ単独留学生は二百九名に対してフランス留学生はわずか十六名だったとされている。

親愛なる巴里よ！〜良き時代の留学生

明治の中頃になるとフランスの文芸とくに絵画についての関心が高まり、明治二十五〜二十六年にかけて黒田清輝らがフランスより帰国し、美術学校の教授となりわが国における洋画の発展がみられるようになった。そしてそれ以後、続々とわが国の画家がパリに留学し、わが国の著名な洋画家でパリに学ばなかった者はまずいないという状況になった。とくに一九一八年（大正七年）第一次世界大戦が終了し、その後のフランスでは通貨危機そして労働争議が多発し、フランが下落し、日本の留学生には経済的にきわめて有利な状況となり、数多くの画家や文人が渡仏した。一九二一年、画家の東郷青児がパリに着いた当時、日本人の美術留学生は二百名に達していたという。

以後も多くの画家や文人、作家などがフランスの文化、文芸に魅せられ、フランス、とくにパリに赴いており、こういった人たちについての精神的動向について渡辺一民は著書『フランスの誘惑』（岩波書店、一九九五年）において論じており興味深い。以下、本書の記述を引用し、私なりに鳥瞰してみたい。

明治後期から大正時代になると、洋画家のフランス熱に次いで、フランス文学についての日本人の関心も急速に高まって来る。

まず、四年ばかりアメリカ生活を送った永井荷風は、アメリカの文化に失望しフランスに赴き、リヨンに八ヶ月、パリに三ヶ月滞在し、一九〇八年（明治四十一年）帰国後、「現実に見たフランスは見ざる時のフランスよりも更に美しく更に優しかった」と述懐し、近代化によって失われて行く江戸情趣をアングロ・サクソン化と嘆き、フランスへの心酔を江戸文化への憧憬に結びつけ、多くの作品を書く。

一九一四年には島崎藤村が、そして一九二〇年代には岸田国士、辻潤、木下杢太郎らの文人、作家が渡仏し、またこの頃より数多くのフランスの文学作品の邦訳が出版されるようになり、大学における仏文科の学生も急増してきて、フランス、そしてその文学に対し魅せられる人が競って渡仏する。

一九三〇年、憧れのパリに着いた林芙美子は、後に発表した『巴里日記』において「親愛なる巴里」を書く。もちろん永井荷風や林芙美子だけでなく、ほとんどの人が帰国後に「懐かしいパリ」を語る。

しかし、すべての人が盲目的心酔と憧憬に耽っていたというわけではない。パリに滞在した木下杢太郎は一九二二年の日記に「青年時代に私が憧憬した欧羅巴（ヨーロッパ）は、現に今私が見てゐるやうなものでなかった」と記し、フランス、ヨーロッパに対する絶望感を抱き、帰国後は文学を捨て、医学（東大皮膚科教授として活躍）とキリスタン研究に没頭した。一九二八年に渡仏した辻潤も「自分が日本人であるというハッキリとした自覚と自分の郷土が如何に美しいかということを今更ながら覚り得た」ことが留学の収穫であったとし、「僕は断じて西洋に頭を下げないつもりだ」としている。

このように一言で留学生といっても、その人の性格や留学時の年齢、それまでの経歴、さらにフランス語の能力やフランスでの生活などによってフランスに対する思いも異なってくることは当然であろう。しかしそれでもフランスは多くの人を魅了した。

異色の日本人

また、この時代、一般的には留学生は留学の成果を日本の社会の発展のために還元するものと思っていて、留学の経験を帰国後の生活に生かすことが彼らにとって第一の問題であったといえようが、藤田嗣治のように一時期日本に帰国したものの、ほぼ一生をパリで暮らし、フランスに帰化したような人もいる。

さらに、若い時渡仏し、フランスの大学で教育を受け、反戦運動、プロレタリア文学活動を通してプロレタリア運動の闘士として活躍した小牧近江は一九一九年に帰国し、わが国においてもこうした運動を続けた異色の人物である。

また、必ずしも文人とはいえないが、当時、パリやロンドンの社交界で華やかな生活を送った近江の豪商の息子の薩摩治郎八はパリの大学都市に留学生のため日本館を寄贈したことで有名である。また、前述した高橋邦太郎の書によると、パリで豪遊した人として、山城屋和助という人の話が載っている。この男はかつては荒れ狂った討幕の士であったが、明治の世になり商人となり、かつての同志、山県有朋などを利用し、陸軍の金を基に財をなした人物で、明治四年、パリに赴き六ヶ月にわたり遊興の限りを尽くし、女性を連れて帰国した。ところが留守中に、任せていた番頭がお金を持って姿を消しており、山城屋は軍からの借金を苦に切腹して果てたという。また前述した薩摩治郎八も晩年には零落し、浅草の踊り子であった御夫人と徳島で静かに余生を送っており、豪快に遊び果てるというのが男の美学というものであろうか。

没落し行くフランス～日本人としての自覚

一九二九年、アメリカに発した経済恐慌は世界に及び、フランス滞在の日本人の生活をも直撃し、多くの画家が帰国する。またわが国では一九三一年に満州事変が、そして一九三七年には日中戦争が始まり、ヨーロッパでもドイツのナチスの台頭により世界大戦へと向って行く。一九三六年、二十年ぶりにパリを訪れた島崎藤村は「病みつつあるフランス」を見出す。また当時ベルリンでのオリンピック特派員として渡欧した横光利一はフランスを訪れ、没落しつつあるフランスを見出し、ますます民族主義、日本主義いわば愛国主義に傾き「旅愁」を書き続ける。

また、一九三〇年代後半にフランスに滞在していた中村光夫は帰国後、「西洋に対する無意味な畏怖を取る必要性」を説き、ドイツ軍のパリ入城直前までパリに滞在していた小松清は、フランスの不幸は彼らが国民的センスを失ったことであり、日本もしっかりしなければいけないとする。彼らは国家とは何かという問題に直面し、いわば日本への回帰の念を述べている。

さらに帰国した藤田嗣治らの画家たちは戦争画を描き、フランスの敗北とわが国の戦争への突入の波の中でフランス帰りの画家や文人たちは苦悩し、それぞれの対応を迫られることになったわけである。

第二次世界大戦後の留学生たち～フランスはもはや世界の一地方にすぎない

第二次世界大戦が終わると、程なく東大文学部の助教授の森有正、医師で作家の加藤周一、カトリック教徒で作家の遠藤周作らが渡仏する。そして、彼らはいずれも日本文化を西洋から眺めようとする。さらに一九五七年には後に作家になった精神科医の加賀乙彦先生、そして作家の辻邦生らが渡仏するが、彼らの頭にはもはやフランスといった特殊なものはなく、彼らにとってのフランスは東京郊外や東北の山の中と同列のものだと渡辺一民氏は断じる。

また、渡辺氏はその著書の最後に明治以来の日本の留学生の精神的特徴について、小田実が年次別に三代に分けて述べているものを引用している。

① まず一代目は「西洋」でエイエイ辛苦、刻苦ベンレイして財をつくる。しかし、彼らは自分の外面と内面の分裂、矛盾に気がついていない。

②　二代目はほんものの「西洋」に触れ、自分自身の外面と内面の分裂に果てしない苦悩を抱きながら帰国する

③　三代目は「西洋」を最初からまったく自分のものとして、あたかも日本のもののように受け入れ、自分と「西洋」との差異よりもそれとの同質性、同時性といったものに眼を奪われる。そして彼らがいつのまにか「同化」してしまった「西洋」というものが、今やガタピシとしていることが彼らの悲劇で、その「西洋」の苦悩自身を自分の苦悩としなければならなくなる。

こういった見解には加賀乙彦先生などの作家も同意を示しており、納得できるところがある。ともかく、フランスはかつて永井荷風に与えたような「新鮮な衝撃」を味わわせるものでなくなり、過去三分の二世紀にわたって存在していた日本人にとってのフランスは、変貌を遂げ、もしくは消滅してしまったというわけである。

フランス医学の消滅〜国境の無くなった科学の世界

もともとわが国の医学の世界では、西洋の医学は長崎に来日したオランダの医師たちを通して伝わり、明治以後はドイツ医学が導入され、さらに第二次世界大戦後、多くの医師がアメリカに学ぶことになって、文学や芸術の領域のこととは異なっていわゆるフランス医学に傾倒し

たような医師はごく少数であったといえよう。

十八世紀から十九世紀にかけて、西洋では病理解剖が重視されるようになり、とくにフランスでは患者の生前の症状や身体所見、いわゆる徴候と死体解剖所見との綿密な対比により病気の原因とくに症状や身体所見の原因を突き止めようとする、いわゆる臨床医学が発達し、その優れた観察力によりこの方面では世界のトップにあった。とくに、精神、神経医学の面では優れたものがあって、わが国の医師たちも幾人かの人がフランスに学んでいる。もちろん、その他の領域でもフランスに学んだ医師がいるが、全体としてはごく少数の人たちである。

このように、かつてはフランスにおいては緻密な臨床的観察ということを基にした、いわゆる臨床医学がその特徴として発達し世界をリードしてきたことは確かであるが、彼らはあまりにもこういったことに固執し、物理学や化学の進歩を医学に採り入れることに熱心でなかった嫌いがあった。とくに二十世紀後半の生化学的検査やCTスキャンを初めとするX線診断学の進歩、MRI（核磁気共鳴画像）などの進歩によって、彼らのいわゆる臨床医学の影は薄くなってしまった。

そして、現在では医学の世界でも質と量においてアメリカが世界をリードするようになってきているが、それでも各国にはそれぞれ特徴ある研究をしている人もいることは確かで、かつてエイズ（AIDS）の原因究明に国威をかけてきたアメリカを出し抜いて、その原因ウイルスを突き止めたモンタニエらのフランス、パスツール研究所のグループの話は小気味が良い。

それにしても、最近の医学の進歩は著しく、専門分化も激しく、また情報の国際化も進み、国境の壁はますます低くなって、今日ではアメリカ医学とかフランス医学などという特徴を示すこと自体意味が無くなってきている。

これは医学だけの世界のみならず、あらゆる分野での現象で、フランスも世界の国の一つにすぎないわけで、また世界はますます狭くなってきたということであろう。

◈国際化と文明・文化の衝突

ハンチントンの著『文明の衝突』

近年、交通手段や情報伝達手段の急速な発展、普及によって、世界の人びとの交流が盛んになり、また情報が共有されるようになって、国境の壁がますます低くなってきた。また冷戦の終結後、人びとは環境汚染や核兵器の保有という人類に共通する危機を認識するようになり、さらにニューヨークで起こった自爆テロ事件を契機に起こったアフガニスタン、イラク戦争、最近のロンドンなど世界各国でのテロ事件などによって、国境を越え全世界的規模でものを考える必要性が強調されるようになり、すべてのことについてグローバル化（世界化）、国際化ということが叫ばれている。

またヨーロッパでは、主に経済上の問題からヨーロッパ連合（ＥＵ）構想がフランス、ドイツを中心に推進され着々とその実現に向けて動いている。かつてヨーロッパを旅行した人にはおわかりのことと思うが、これまでは国境を越える際にパスポートを提示し、しかめ面の検査官にジロリと顔を眺められ、手荷物の検査をされたりしたものだが、今日ではそんな状況は全く消えてしまった。そして共通の貨幣が普及し、言葉の違いを除いて全く国境を感じなくなってしまった。もちろん、ヨーロッパには長い歴史を通じてこれまでにも共有した価値観や文化があって、ＥＵの成立にはそれが基本となっていることは確かであろうが、それにしてもＥＵの発展は人類の将来にとって大きな夢を与えてくれるものであることは間違いない。

しかし、世界を見渡すと一方において冷戦後も民族あるいは宗教の対立をめぐっての紛争、国内外の戦争、テロなどが多発しており、また北朝鮮のようになお頑なに鎖国により国家体制を維持している国もあり、世界的秩序を確立しようという人類の夢とはかけ離れた現実がある。

一昔前のことだが、アメリカの政治学者、サミュエル・ハンチントンは世界の安定をおびやかす危険が最も高いのは、文明を異にする国家や集団の衝突であるとし、世界の文明を中国、日本、インド、イスラム、西欧とさらにロシア正教、ラテンアメリカ、アフリカの八つに分けて、二十一世紀におけるこれら文明の衝突の危険性を述べており、これを読むと頭がくらくらする（『文明の衝突』鈴木主税訳、集英社、一九九八年）。ハンチントンによると、もし世界大戦が起こるとすると（起こる可能性は否定出来ない）、まず中国とアメリカの対立が起こり、日本は渋々中国側に加担する。さらにアメリカはヨーロッパ、ロシア、インドと同盟して、中国、日本、イスラムの大部分を含めた連合と戦うことになる。そしてその結果、参戦国のほとんどが被害を受け、著しい損害を受けなかったインドがヒンドゥー教の原理に沿って世界を構築することもあろうし、インドネシアがオーストラリア人顧問の助言の下でアジアの主導権を握るということにもなり、これはまた復活した中国やインドとの衝突の前兆ともなるという。こういったシナリオの中で、著者は日本は最も重要な孤立国で、日本文化は高度に排他的だと述べたり、また西欧と非西欧というさしずめの対立構造を示しており、興味深いところがある。

西欧と非西欧、あるいは西洋と東洋という概念はそもそも西欧人の考えで、西欧文明は世界の中で最も優れており、西欧やそれを受け継いだアメリカが政治、経済、文化の面で遅れている他の社会を支配することが必要だとする考えがその根底にあって、これは現在の国連の場での考えや、グローバル化、国際化といった論議の際にいつも見え隠れする。すなわち今日、人びとが普遍的文明といったものをイメージすると、それは西欧的なものになりがちで、また経済の国際化というとアメリカ化ではないかといった疑問もある。これは卓越した科学、軍事力を基にした欧米諸国のアジア・アフリカ諸国の植民地支配といった近世の歴史に関係しているといえようし、今日でも依然としてその状況は存続していることは事実であろう。

しかし、とくに長年続くパレスチナとイスラエルの対立、そしてジハード（聖戦）の名の下に荒れ狂うイスラム主義者による最近の世界各国でのテロ事件では西欧文明国家と非西欧文明国家との間の対立が目立ってきている（ジル・ケペル『ジハード』丸岡高弘訳、産業図書、二〇〇六年）。またこのような対立が皮肉なことに欧米社会自体の中に、移民の問題として持ち込まれている。例えば移民の国アメリカ合衆国でも、これまでの黒人の増加といったことに加えて、最近ではアジア人さらにメキシコ人を中心とするラテンアメリカ系住民の移民の増加が問題化しており、またヨーロッパ諸国、とくにフランスやドイツ、イギリスといった経済先進国ではアラブ系民族の移民や難民の増加が問題を引き起こしていて、最近のロンドンのテロ事件でも犯人の多くはイスラム系のイギリス国民だということで問題は複雑である。この問題の対応をめぐって各国が苦慮しているのが現状で、今後どのような解決策が必要なのかその動向が注目される。

ヴェールを脱がない女生徒

フランスでは一九九三年、スイス国境に近い小さな街の中学校でヴェール（被りもの）で顔を包んで登校してくるイスラム系の四人の女生徒が授業中でもヴェールを脱がないというので、学校がこの四人の女生徒を放校処分にして問題となった。学校側は、体操特に水泳や化学実験の授業に差し支えるというわけだが、女生徒の方は「コーランの教えに背くものはみな地獄に行きます」と言って、ヴェールを脱ごうとしない。同様の問題は当時でもフランスの各地で起こっており、全国的な問題となった。とくにフランスは西欧諸国の中でもいわゆる「政教分離」の原則に厳しいお国柄だが、賛否をめぐっての論争が起こった。また一九九〇年当時の調査では、フランス市民の七六%の人がフランスにはアラブ人が多すぎるとしており、四〇%の人はアジア人が、二四%の人はユダヤ人が多すぎると考えているとされており、また最近起こったフランス各地での暴動でもアラブ系移民の問題が指摘されて、これまでこのような異文化を持った移民を公民教育により同化させる努力をしてきたフランスにとって、今後どうなるのかその動向が気になる。

この問題はドイツでも同様で、高度成長時代に労働力として流入したトルコ系の移民やさらにその他の難民の受け入れについて、最近ではドイツは厳しい規制をしており、その影響がイギリスに及んで、とくに最近起こったロンドンのテロ事件でもこういった問題に関係しているといえよう。これまで人権問題にうるさかった自由民主主義を掲げる欧米諸国がこういった異文化を持った移民やいわゆる経済難民をどこまで受け入れるのか、また排除に向かうことになるのであろうか。

わが国は、この点、西洋諸国に比べて移民についてはより閉鎖的で、未だにそれ程の問題となっていないが、今後、少子高齢社会の続く日本でも産業を支える労働力として外国の若者たちに頼らざるを得ない状況が考えられ、こういった外国人をただ一時的労働力として受け入れればよいとする考えには問題があり、西欧諸国の事情は他山の石ということであろう。

ともあれ、多様な文化を持つ人類にとって将来、人間としての普遍的な性質、共通性を見出し、これに基く世界秩序を確立していくことが極めて重要な課題であることは確かであるが、それにしてもあまりにも多くの難問があり過ぎるといわざるを得ない現実がある。

日本人の宗教観〜神儒仏正味一粒丸

わが家の向い側に、江戸時代の国学者・平田篤胤を祀る神社があり、通りがかりの人がよくお参りしている。わが国ではかつては一族を祀った氏神様が、次第に地域住民の鎮守の神様となって祀られるようになって、いたる所に鎮守の社がある。要するにわれわれはどこかに住んでいると、その地区に必ず鎮守の神様を祀る神社があって、その地区に住んでいる人は氏子ということになっている。それとは別に崇敬者が集まって特別な人あるいは物を神様として祀っている神社などがある。

前述した平田神社は崇敬者が支えている神社で、昭和三十四年にこの地に移転され今日に至っているが、手を合わせてお参りをしている人をみているとこの平田篤胤がどんな人物なのか知らない人が多いのではないかと思う。日本には「やおよろず（八百万）の神様」がいて、誰でも、また何でも神様になっているわけで、われわれ日本人は誰が、また何が神社に祀られているのか気にもしないで、何か困ったことや願い事があると神社の神様に頼る。

　また、子供が生れると神社にお参りをし、七五三も神社で祝い、結婚式はキリスト教会、死ぬと葬儀は仏教でといったことを平気でやっていて気にもしない。こんなことはキリスト教やイスラム教などの一神教を信じている人には全く理解できないことで、「日本人は宗教心に乏しい」とか「宗教心に欠ける」と言われても仕方なさそうである。

　しかし、わが国では古くより神社、仏閣が数多く建てられ、現在でも信者によって支えられているところをみると、宗教心がないとはいえない。尤も、最近ではオウム真理教とか危ない宗教も出現している。

　しかし、宗教とは何かということはともかくとして、一般の日本人は西洋人や他国の人と異なった特有な宗教感覚を持っていることは確かで中国やアジアの人たちが首相の靖国神社参拝をめぐり何んでそれ程騒ぐのか理解できないでいる。

　とくにわが国の神道は、祖先の崇拝そして道徳を基にした民族思想で、農耕、漁業を営む人たちの自然崇拝が中心となっていて、国民の心の中に深く浸透している。すなわち、人びとにとって日照り、大雨、台風、雷といった自然現象が自分達の生活に関係する災害の主なもので、これを神の業として祈りを捧げているといえよう。そして五穀豊穣、大漁、子宝に恵まれること、家内安全などが神様に対する願いごとで、とくに聖書といった教典もない、いわば原始的な宗教ともいえるものだが、古来よりこの思想は日本人の心や日本の文化の奥に宿っている。

ところで、わが国には三〜四世紀の頃より儒教が、また六世紀には仏教が伝来し、初期にはとくに神道と仏教との衝突がみられた。しかし、次第に神仏両思想は習合調和され、明治時代になり神仏分離の政策がとられるまで神仏混淆が広く世に広がっていた。そもそも印度に発した仏教はすでに中国において老荘思想の影響を受け、日本では日本人特有の信仰、とくに自然観によって大きく修飾されたといえよう。例えば「草木国土悉皆仏」、草も木もみな仏になるというような仏教の言葉は日本人の自然信仰と一致するところがあり、また仏教徒の間では山岳信仰、山中修験が重視され、例えば鎌倉時代の僧で曹洞宗の開祖、道元は深山幽谷、自然の美しい風光の中で、せせらぎの音を聞き、座禅をし、そこに悟りの境地を見出している。余談だが「渓聲山色」という道元の言葉を、私はわが病院の院内紙の名前に借用してしまった。

また江戸時代には、神道と儒学を合体させた儒家神道も起こり、二宮尊徳は「神道は開国の道、儒教は治国の道、仏教は治心の道」で、それぞれの長所だけを取り出し一つにまとめた教義、いわゆる「神儒仏正味一粒丸」を説いている。作家の栗田勇氏によると、日本人特有の現実主義の表れだということになる。さらに氏は「幸か不幸か、私たち日本人は、いわば複眼的な世界イメージを巧みに使い分けて生きてきた。事の次第が明かになればなるほど、やはり、いずれにせよ、思想の多重性を再びわが身に引き受ける勇気と決断を持たざるを得ないのである」と述べている。

このように、仏教とか儒学がそれなりに日本に同化したのに比べ、キリスト教は幕府が禁じたためもあり、また漢字文化を経ずに直接的に西欧人によりもたらされたこと、さらに一神教でわが国の古来の文化に馴染みにくいことなどから、その布教は困難を極めたといえよう。作家でカトリックの教徒であった故遠藤周作氏は、著書『沈黙』の中で、ポルトガルのイエズス会から日本に派遣され、二十年間にわたる布教の後に棄教し、沢野忠庵を名乗ったフェレイラの述懐として「日本の人たちが信じたものはわれわれの言う神ではない。彼らの神々だった。日本人がキリスト教徒になったとわれわれは思い込んでいたのだ。」「日本人は人間を美化したり拡張したものを神と呼ぶ。それは教会の神ではない。」また「われわれはこの怖しい沼地にキリスト教という苗を植えてしまった」と述べている。

こういった宗教の問題だけでなく、われわれ日本人は大和魂とか日本人特有な魂を持って外国の文化や文明を適当に拝借し「和魂漢才」とか「和魂洋才」ということでやって来たしたたかさを持っている。

もっとも中国でも同じような状況であったようで、作家の陳舜臣氏によると、初期のキリスト教徒たちは儒教の国、中国でキリスト教を布教するに際して最大の障害になったのは、儒教の祭祀、典礼であったという。儒教の説く倫理はキリスト教の教義と共通するところも多いが、祖先、天地そして孔子を祀る典礼は認められないとするドミニコ会やフランシスコ会派とこれを許容してもよいとするイエズス会派の間で激しい対立が起こり、清朝は典礼を許容しないキリスト教の布教を禁止した時期もあったとされる。

また中国には「中体西用」あるいは「道先器後論」という言葉があって、要するに西洋には優れた技術があるが、思想・文化においては中国の方が上だということで、これはいわば中華思想というべきであろう。

われわれ日本人ばかりでなく、今後とも「和魂洋才」「神儒仏正味一粒丸」とか「中体西用」が世界の中でどこまで通用して行くのであろうか。

秋の虫の声～もののあわれ

お花見に限らず、日本人ほど自然を愛し自然を尊敬してきた民族は数少ないと思う。とくにわれわれは秋が忍び寄ってくると虫の声が気になり、そこにもののあわれ、自然の霊性を感じてきた。

ところで、川崎市に開業されている歯科のK先生は三十年以上にわたり同好の人たちと共に鈴虫を繁殖させ、秋になると福祉施設や身体障害者施設に配られ、毎年「かわさき鈴虫祭」を催されている。先生は夏も終わる頃になると私のところにも何時も鈴虫が入った籠を届けて下さる。おかげさまで、毎年、美しい鳴き声を楽しませていただいている。鈴虫の飼育、繁殖は比較的簡単で、方々で飼育されているようだが、京都の華厳寺、俗称「鈴虫寺」では、飼育環境を調整し一年中、鈴虫の声が聞かれるというので、観光客で賑わっている。正月には雪を眺め、鈴虫の声を聞きながら炬燵で盃を傾けるといったことも可能だという。わが家でもかって、鈴虫を飼育していたことがあるが、秋も深まるとオスがメスに食い尽くされ、また同じ籠の中で孵化を繰り返すと、三年～四年するうちに片肢の虫など奇怪な形の鈴虫が出現し気持ちが悪くなって止めてしまった。近親結婚の弊害ということであろう。また鳴くのはオスだけで、最後にメスに食われてしまうといったことを思うとオスの運命はあまりにも哀れである。

また秋の虫というと年配の人はほとんどの人が昔の小学校唱歌を思い出すであろう。

「あれ松虫が鳴いている
　チンチロチンチロ　チンチロリン
あれ鈴虫も鳴き出した
　リンリンリンリーンリン
秋の夜長を鳴き通す
　ああおもしろい　虫のこえ」

しかし現代の若い人たちにはこの歌の情感は全くわからないに違いない。私たちの子供の頃は、夏ともなるとトンボ、セミ、バッタを相手に遊んでいたし、秋に入ると虫の声はいくらでも聞くことが出来たが、今では昆虫が住めるようなところが減ってきて、とくに都会ではゴキブリを除くと昆虫らしきものの姿が見えなくなってしまった。もっともわれわれもこの歌のおかげで鳴く虫の名前を覚えているだけで、リンリンリーンリンと鳴くのが鈴虫だということを知っている程度だが、最近ではそれも忘れがちである。書によると、平安時代では松虫を鈴虫と呼び、鈴虫は松虫と呼ばれていたし、キリギリスは今でいうエンマコオロギのことであったというからややこしい。例えば小倉百人一首にある「きりぎりす鳴くや霜夜のさむしろに衣かたしきひとりかも寝む」といった歌の「きりぎりす」はコオロギでなければ様にならない。鈴虫も松虫も生物学的にはコオロギの一族のようだが、われわれの感じからすると家の床の下やどぶ板の下などで鳴いているのがコオロギ、草原で鳴いているのが鈴虫とかキリギリスで、コオロギというとどこか貧乏くさい気がする。

ところで、私も最近では夏になると週末を軽井沢で過ごすことが多くなったが、しばしば家の中を大型のコオロギと思われる虫がのそのそ歩いている。どうみても姿形はコオロギだが鳴き声の方は聞いたことがない。たまたま下重暁子さんの随筆を読むと、この虫は俗称「シケムシ」と呼ばれている虫で、ほとんど鳴くことがないとされている。ほとんどという意味がよくわからないが、鳴かない虫となると途端に可愛さが失くなる。

また、日本人は秋の虫に限らず虫についての関心が高く、何かというと虫が出てくる。「今日は朝から虫酸が走り、虫の居所が悪い。ふと虫の知らせで久し振りに友人を訪ねたら、彼はすでに持病が悪化して虫の息である。周囲には人が集まって虫も殺さぬ顔をしながら、虫の好い話をしている」といったように、虫という字のつく表現が多く、日本人の生活感覚の中に虫が深く関与してきたことは確かであろう。もっとも、この虫の中には回虫とかいった寄生虫も含まれているであろうが、私が若い頃にはよく見られた回虫なども今ではほとんど見られない。ともかく、虫の声を愛でるという風習はどうも日本人独特で、西洋の人たちにとっては虫の声は雑音でしかないようで、漢詩や西洋の詩歌でも虫の声を題材にしたものはほとんどない。もっとも中国では立派な虫籠の芸術作品もあり、コオロギを戦わせる競技もあるし、またラストエンペラー・傅儀は幼少の頃、紫禁城でコオロギを飼っていたというから虫の声を楽しむ人もいることであろう。ともかく、日本人ほど秋の虫の声に耳を傾けて「もののあわれ」「もののがなしさ」を感じている人種は他にいないともいえよう。

ところで「もの」とは何か？　ここでいう「もの」は物（物質）ではない。辞典の説明では「もの」とは「自然、世間、環境、運命」といった意味で、「もののあわれ」とは「それにふれて起こるしみじみとした情趣、感動である」となっている。そういわれてみると、「物語り」は物質の話ではなく、世の中の出来事、とくにその背景にある人間の考えとか物事の流れを語っているし、また「もの悲しさ」「ものおもい」などの「もの」も同じである。

作家の栗田勇氏は「もの」は原理、法則、不変性を示し、「こと（事）」は物質性、現象、一回性、非原則を示すもので、われわれは「人生は虚しいもの」というが「虚しいこと」とはいわない。人生は物質ではなく目に見えない経過だからだとしている。そして「あわれ」とは人間と自然との関係、さらに大自然の仕組み、宿命について、それを越えた神や仏といったある絶対的な宗教的な対象を前にしたときの、声が発せられる寸前の感動、気分であるとし、国学者の本居宣長は「もののあわれ」こそ大和心であるとしていると述べている。

ともあれ、われわれは「もののあわれ」を実感できる日本人であり続けたいと思う。それにしても、現在では身の周りの昆虫というとゴキブリぐらいになってしまい、また鈴虫の声も人工飼育のものでしか聞けなくなり、またこういった飼育された鈴虫も野に放っても生存できない世だというわけで、淋しい気もする。

歴史に目を閉ざすな〜ヴァイツゼッカーの講演

外国語の著書や文章を翻訳していると誤訳はともかくとして、適切な訳語がなく、しばしば言葉の難しさを感じさせられるものである。このような場合は、結局はカタカナで言語の音をそのまま使うという工夫も出来るというところは日本語の有難いところだが、また逆に日本語を欧米の言葉に訳そうとすると、日本語のあいまいさを思い知らされる。

また、詩歌の訳となるとさらに難しいことは想像に難くない。かつてある友人から聞いた話だが、十年以上も前のこと、パリ祭（フランス革命記念日）の折に訪仏した日本の首相がフランスの大統領と共に、シャンゼリゼ街を行進する軍隊を閲兵した。俳句好きの日本の首相は早速一句を口にした。『夏の空、飛行機飛ぶや、シャンゼリゼ』といったような句だったと思うが、正確なことは忘れてしまった。ともかく隣にいた大統領は、「今、日本の首相は何と言ったのか」と通訳に尋ねた。咄嗟のことで、この俳句を俳句らしく訳すことは難しく、通訳はおそらく「~シャンゼリゼの夏の空に飛行機が飛んでいる~と日本の首相はおっしゃっています」といったような説明をしたのであろう。「そんなことは子供でもわかるじゃないか」というわけで、この説明を聞いて大統領はポカンとしていたという。この状況は何となく面白いが、それなりによくわかる。

ともかく、俳句、和歌、詩となると感覚的な要素が大きく、昔からなかなかの名訳もあるにはあるが、それでも文化や風習の違う国の間では真にそのニュアンスまで翻訳によって理解することはかなり難しい。それにしても一般の言葉でも日本語は西洋の言葉に比べるとあいまいな表現が多すぎる。

ある時、こんな話をフランス人と交わしたことがあるが、彼の言うには「フランス語でもあいまいな言葉は結構あるよ」と言う。確かにフランス人は何かというと「ça dépend, 場合によるね」とか「Oui ou non, どちらとも言えない」さらに「C' est la vie. セ・ラ・ヴィ、これが人生というものね」といったことをよく口にする。しかし、基本的には欧米の人たちはより合理主義的な考え方を持っていて、あいまいさについては日本人には及ばないであろう。

とくに日本人は「わび」「さび」、「もののあわれ」、「悟り」とか「以心伝心」とかいった言葉が好きで「この世のことは割り切れないもの」とし説明できないあいまいさに誇りを持っているようなところもある。

ところで、一九九四年にノーベル文学賞を受賞した作家の大江健三郎氏は、受賞記念講演で

「日本人のあいまいさと私」という題で、日本人のあいまいさ（ambiguous）を問題にしている。日本はかつて西欧に習って近代化を行ってきたが、一方において自らの伝統的文化を確固として守り続け、そのあいまいな進み行きが、アジアにおける侵略者としての戦争の原因となったとし、そのあいまいさに引き裂かれている日本人の痛みと傷を癒すように努力することが、戦後の日本の作家の役割だと述べている。すなわち、「日本とはどういう国か」「日本人とはどういう人間か」ということについて、もっと欧米に向って語りかける必要があるということであり、これはもっともなことである。

この日本人のあいまいさは、とくに政治の世界でもいえることで、政治では「料亭での談合」「腹芸」とか「根回し」とかいったことが重要視されたり、議会の答弁では「前向きに検討する」といった言葉がしばしばみられるし、自衛隊の役割とか中国や韓国が何時も問題にしている閣僚の靖国神社参拝についての対応などは日本人としてもわかりにくいあいまいさを持っている。もっとも靖国神社の問題はこれまでも述べてきたように、日本人特有の宗教観に関係していて、他の国の人に理解してもらうことは難しいといわざるを得ない。

こういったことでは欧米の政治家の方がすっきりしている。一九八四年から十年間、西ドイツそして統一後のドイツの大統領を務めたヴァイツゼッカーの演説集（永井清彦訳、岩波書店、一九九五年）や一九九五年の日本での講演録を読むと、その明晰さと格調の高さを感じさせられる。とくに「歴史に目を閉ざす者は現在にも盲目となる」としてドイツ国家の過去の歴史、戦争責任に対して率直な評価を下し、「復讐が和解に、報復が再建に、不信が協力にとって代った」ことに感謝するとしながら、さらに未来に対する希望として各国は利害と道徳を一致させながら寛容の心をもって共生を求めて行くべきであるとしており、これには説得力がある。

ヴァイツゼッカーは「政治の術とは本質において言葉の操作である」とする古代ギリシアからの伝統を守る「言葉の政治家」だといわれており、また広島市を訪問した際、核実験反対についての日本政府のあいまいな態度についての記者からの質問に対して「日本政府、国会の態度について意見をいうのは私の任務でない」としてコメントを避けたりしており、根っからの政治家ともいえよう。しかしヴァイツゼッカーの演説を読むと、そこには伝統的に雄弁術を尊重してきた西欧社会と「巧言令色鮮仁」といって寡黙を尊んできた東洋社会との差が見られるような気もする。しかし、いずれにしてもその演説の格調の高さをみると、日本の政治家のものとは格段の差があると思わざるを得ない。

国　歌

最近になって、学校の入学式や卒業式では、国旗を掲揚し国歌を歌わせるべきであるということが行政から命令あるいは指導され、これに従わない教員や生徒の処分が問題になったりしている。ともかく、どこの国でも国旗と国歌がある。国家という単位の存在を示すもので、国民はそれなりに敬意と愛着を持ち、国民の精神的拠り所としている。これはいわば愛国心の象徴である。

ところが、今のわが国ではとくに若い人たちをみていると、国旗はオリンピックの優勝、入賞の旗で、国歌はオリンピックや大相撲の時に演奏される歌ぐらいにしか思っていないようで気になる。また外国人は自国の国旗が掲揚され国歌が演奏されると、誰でもが脱帽、起立して聴くのが常で、傍らで日本人がわいわい騒いでいるのを見ると、その非礼ぶりにはらはらさせられる。

こういった感覚のずれは第二次大戦後の日教組の教育のせいだと嘆く人も多いが、そのせいばかりにしていられないようだ。ともかく第二次大戦時の国粋主義に対する反発、反動がその根底にあることは確かである。

戦時中の小学校、国民学校では月初めには必ず生徒、職員全員が校庭に集まり国旗、日の丸を掲揚し、校長の訓話を聴く習慣があった。また何か儀式があれば国歌、君が代が奏せられ皆で合唱する。そして聖戦を遂行しお国のために死ぬことは男子の本懐であるといった心構えが若者の心情であった。そして終戦。茫然・自失の中に、やれ民主主義とか、自由、平和だとかいった言葉が押寄せ、がたがたやっているうちに世界でも経済大国といわれるようになってしまった。

そうなって、改めて「わが国には本当に民主主義が根付いているのか」、あるいは戦争に正義はないし、戦争は悪であるとしても「あの戦争は果して何であったのか」という問いに対して、戦前、戦中派の多くの人は即答出来ないでいる。民主主義は西欧のように人民が革命により自ら勝取ったものでないし、あの戦争が侵略であり、悪だとしても何か割り切れない感情がある。要するに自分の心の中ではあの戦争についての総括が出来ていないということで、今でも国歌を歌ったり国旗が掲揚され愛国心などといわれると、この時代の人たちでは何か戦時中の思い出が重なり後ろめたさを感じる人も多いであろう。

しかし、だからといって国旗や国歌などは無くてもよいと思うわけではない。では新しいものを作ればよいかといわれるとこれも心もとない。「日の丸」と「君が代」に代るものはそう簡単に考えられないし、新しいものを制定するなどということはとんでもない難問と思われるからである。

とくに一昔前のことフランスで起こった国歌論争をみると、こういったことの難しさを痛感させられる。自由・平等・博愛をモットーにした、この近代国家の旗頭であるフランスの国は、未だに軍隊の歌を国歌としており、世界の人たちの前で堂々と歌っているわけである。

いざ祖国の子らよ
栄光の日は来たれり
我らに向かって圧政の

血塗られし軍旗は掲げられたり
聞こえるか、戦場で
あの獰猛な兵士どもが唸るのを
…………………
武器を取れ、市民諸君!
隊列を整えよ
…………………
進め、進め……

こんな歌詞が七章も続く。この歌は一七九二年、工兵大尉、ルジェ・ド・リールによって作られた軍歌で、その後幾多の歴史を経て国歌となったものである。

一九九二年、フランスのアルベールヴィルで冬季オリンピックが行われた。その開会式で十歳の女の子が夕暮れの雪山を背景に、このフランス国歌「ラ・マルセイエーズ」を声高らかに独唱し、この光景は全世界に放映された。

「武器を取れ、市民諸君……」

いくら国歌だとしても、こんな物騒な歌が平和を願うオリンピックの場で歌われて良いのか。もちろん多くの外国人にはフランス語の歌詞の内容は分からないから、それはそれで済んでしまったのだろうが。

果たせるかな、本家のフランス国内ではこれを機に、国歌論争が巻き起こった。国歌を変えようという派と存続派に分かれ激しい論争が続いたというが、結局はこの論争も下火になって未だにフランス国歌は軍歌のままである。

もともと、この歌は対独戦争のため作られたとはいえ、その後は王政に対する革命戦士とくにマルセイユ義勇兵が歌って士気を高めたこともあり、現在でもその名が残っているが、革命歌としても使用された。そこで反革命派、王党派は幾度となく新しい国歌、さらに歌詞を修正した国歌を用意したが、結局は普及せず、原型がそのまま国歌になったという。このあたりの歴史については吉田進著『ラ・マルセイエーズ物語』（中公新書、一九九四年）に詳述されていて面白い。

もっとも国歌となるとほとんどのものが戦争を契機に生まれており、アメリカ国歌でも「弾丸降る戦の庭に……敵の砲火に向って進め！　進め！　進め！」という歌詞で終わっている。また第二次大戦の敗戦国ドイツでは大戦中ヒトラーが定めた国旗、ハーケンクロイツの方はさっさと引込めて以前の三色旗に戻したが、国歌の方は「すべてを越えるドイツ……」で始まる歌詞を避けて、「統一と正義と自由を、ドイツ人の祖国のために……」という第三番目の歌詞だけを国歌と定めている。イタリアでは戦時中のイメージもあって国民の国旗、国歌への関心が低い状況が続いていたが、近年のサッカーのワールド・カップ熱に後押しされて、最近、政府も国旗掲揚や国歌教育推進政策に乗り出したという。

また、韓国の国歌は前世紀に出来たもので、これも日本の植民地政策に対抗するものとして地位を占めてきたとされ、「東海の水と白頭山が乾き尽きるまで……」という冒頭の詞に始まっており、現在では北朝鮮内にある白頭山への思いが含まれていて、複雑な国際情勢が影を落としている。

その点についていうと、わが国の国歌「君が代」のルーツははるかに文化的である。暉峻康隆氏の著『日の丸・君が代の成り立ち』(岩波ブックレット、一八七、一九九一年)によると、その歌詞は九〇五年に成立した平安時代の「古今和歌集」に「読み人知らず」として載っているもので、その当時、すでに多くの人が知っていた歌詞のようで、長寿を祝う歌であった。明治時代になり大山巌元帥らがこの歌詞を選び、イギリス人の軍楽隊長に作曲してもらい、天皇に対して奉る礼式典の歌としたのが最初のものであるという。その後、この歌はあまり流行しなかったが、明治十二年になって海軍が再び取り上げ、ドイツ人に頼んで軍楽風に改めたのが現在の「君が代」である。明治二十六年になって文部省は全国の学校の祝祭日の儀式にこれを斉唱すべきことを通達し、その後何となく国歌になったので、法律的にこれを国歌と定めたわけではないということである。

このようないきさつを見ると、「君が代」の君は後には天皇あるいはその時代の為政者を指すようになり、とくに明治時代以来の天皇制の象徴として使われたということで評判が悪いが、そもそも軍歌というものではない。また、日の丸の方は徳川時代に幕府御用達の船印として使われたのが旗としての始まりで、その後「君が代」と同様に国旗となってきたという。

このようなわけで、今になってみるととくに国歌の歌詞については、各国それぞれ何かすっきりしないところがあるが、近代国家のほとんどの国歌や国旗は十九世紀に創られ、以来、次第次第に多くの国民の内に定着してきたもので、歴史の重みがある。

ともかく、長年続いた国旗とか国歌というものは、何か国民の共感を得るところがある名作で変更することはきわめて難しいというわけであろう。

校　歌

国歌に比べると校歌の改変、修正の方が簡単のようである。第二次世界大戦終了前に作られたわが国の校歌には、皇国史観に基く歌詞、すなわち「天皇」とか「大君《おおきみ》」とかいった言葉が使われているものが多かったが、戦後ではほとんどその部分の歌詞が修正変更されてしまっていて、こんなにうまく原作の歌詞が変更できるものか感心させられる。もちろん「歌い継がれた校歌を流行歌のように改変するのはけしからぬ」という頑固な人もいるようだが、多くの日本人は変わり身の速さが得意でこんなことには頓着しないところがある。たかが校歌というところであろう。

また、かつての旧制高校には校歌というものがなく、寮歌というものが数多く、名作も多かった。そして、現在でも頭の毛の薄い、あるいは白髪のオジサマ、オジイサマ連は当時の敝衣破帽のいでたちで集まっては大合唱しており、青春時代に戻って意気軒昂たるものがある。ノスタルジアの世界である。

ところで、官立大学（現在では独立法人となっている）でも校歌というものがあるところがあるようだが、どういうわけか、東京大学には学歌とか校歌というものがない。想像するに、国立大学は官吏を養成する機関で、歌いたければ国歌を歌えばよいということかもしれない。しかし、私立大学には校歌があってバランスの上から困ることもある。例えば戦後、六大学野球で（現在の教養学科）の寮歌は別にして大学を代表する歌というものがない。旧制の一高東京大学だけが応援する時の歌がないので、選手の意気が上がらない。そこで、応援歌が出来た。ところが応援歌としてはともかく、どういうわけか何となく同窓の人たちが、集まって歌う歌としてはピンとこない。最近、東京大学の掲示板を見たら「応援歌を覚えて卒業しよう」といった貼紙がしてあった。ともかく今の学生にも評判が良いとはいえないようだし、とくに宴席で歌うには適さない。そこで私が若い時在籍していた外科の医局では、宴席の折には「東大校歌斉唱」と称して「湯島通れば思い出す。お蔦、主税の心意気……」という湯島の白梅の大合唱で宴を終えることが多かった。

また、寿司屋の二階で開く少人数の酒宴では、明治大学の校歌「白雲なびく駿河台……」がよく歌われた。酒が入ってくると、失礼ながらこの校歌はピッタリなのである。とくに「オオ明治」と絶叫すると気分がスッキリする。そして宴は終わる。ただ、階下に降りて帰り仕度をしているとカウンターで飲んでいるお客に捕まって「ヤァ、先輩」と声をかけられることが時々ある。今さら俺は明治大学と関係ないともいえないので、少し後ろめたいが「ヤァ、ヤァ」と握手をしたり、肩を抱き合うぐらいのことはしなければならない。ともかく明治大学の校歌には時々お世話になった。また校歌というと、かつて私の在職していた新設医大の校歌を思い出す。新しい大学が出来る。当然のように校章と校歌を作ろうということになった。そこで、学生を中心に公募することになり、採用された作品には懸賞金が設けられた。ほどなく詩才、音才に秀でた学生がいて、校歌の歌詞と曲が選定された。ところがオジサマたちは慎重である。「校歌は未来永劫に残る。作詞、作曲者はいずれにしても素人の学生である」ということで専門家に頼んで手を入れてもらうことになった。

ところがおさまらないのは作詞をした学生である。「俺の作品に手を入れるとはけしからぬ。修正するというのなら、これはもはや俺の作品ではないということにしてくれ。もちろん賞金など要らない」というわけである。なかなか御立派な態度である。しかし、この詩才あふれる学生も、どうも医学の方にはそれほど興味がなかったようで、他の学生より多くの年数をかけて卒業し、やっと卒業したかと思ったのだが、医師の国家試験もすぐに合格するわけではない。ところで律義な事務員は宙に浮いた賞金をずっと金庫に保管していて、「なんとか受け取ってもらえないか」と懇願する。とうとう本人は受け取って数年ぶりに一件落着した。ともかく一度は啖呵を切って断った賞金だが、本人にいわせると、事務の人があまりに可哀想だったからという。しかしどうも小遣い銭に事欠く状況もあったのであろう。いずれにしても、どうもしまらない決着である。今でも時々、この校歌を学生たちが合唱するのを聴く機会がある。「……白亜も眩し○○医大、真理と愛を胸に秘め、……共に進まん、医の道を……」

なかなか立派な歌詞である。しかし不謹慎なことだが、どうもこの校歌を聴く度にあの作詞者の男の顔が浮かんできて、つい顔の筋肉が弛んでしまうのである。

日中関係のこと

私は一九七九年、文化大革命の後、初めて中国を訪れた。先ず北京の故宮、万里の長城、明陵そして西安郊外の秦の始皇帝の兵馬俑などを見物し、この国の規模の大きさに驚かされた。その後、中国の医師などの留学生のお世話をしており、そのことで、中国の当局としばしば話し合をもっているが、何時もこの国民の先祖は「万里の長城を造ったのだ」ということを肝に銘じて事にあたっている。

それはそれとして、この当時では、ほとんどの人が人民服姿で建物のいたる所に毛沢東の肖像や書が架けられ、天安門を初めとして各所に毛沢東と共に、マルクス、レーニン、エンゲルス、スターリンの肖像画が掲げられ、またわれわれの行動も何時も監視されているようで、政治的圧力を感じさせられた。街も古い建物が多く、道路には自転車が溢れ、われわれを乗せたマイクロバスは自転車の中を掻き分け進んでいた。また街全体が貧困で人々の表情も暗い感じもした。また北京でも外国人向けのホテルは二〜三にとどまり、従業員も愛想もなく、差し出したパスポートは投げて返すし、昼には従業員たちはその辺でごろ寝をするといった始末であった。もちろん、医療施設も古く薬棚もがらんとしていて万事が貧困であった。また文革の時代に流行した針麻酔下での手術を見せていただいたが、すでに当時では文革への批判が強く、針麻酔も下火で、また誰もが江青以下四人組みの悪口を口にしていて、いったいあの文革は何だったのか問いたい気もした。

その後、二〜三人の中国の医師の留学生をお引き受けしたり、またとくに十年ばかり前から日中医学協会の仕事のお手伝いをするようになって、しばしば訪中して来たが、行く度に中国の変貌にびっくりさせられている。とくに北京とか上海などの大都会の発展は驚異的で、現在では近代的ビルが林立し、高級ホテルも多く、また銀行とか証券会社の看板も目に付くようになって、これが共産主義国なのか、考えられない状況にある。また街には自動車やオートバイが溢れ、人民服は姿を消し、若い人たちの服装も華やかになり、またホテルや商店の民営化が進み、従業員の態度も改善し、世界の先進国の大都会に匹敵するまでになった。その近代化のスピードは驚くべきもので、将来どうなるのか心配でもある。

ともかくこの国は共産党独裁の政治体制の下で、経済の自由化を進め、大きな経済発展を遂げてきたが、一方では内陸部と沿海地方との経済格差は著しく、取り残された農村部、山間部といったところの貧困の解消が重大な問題となっている。また独裁政権の弊害としての権力者、官吏の汚職や当局への大衆の抗議行動の頻発、一人っ子政策の影響など傍から見ているといずれも難問ばかりで、この国はこれからどうなってしまうのか、見当もつかないところがある。そもそも共産主義政権下の自由主義経済活動など考えてみただけで、頭がおかしくなりそうで、世界の中でもこんなに歪の激しい国はないであろう。このあたりの状況については、最近多くの著書が出版されており、中国経済の出鱈目さや将来への危惧、幹部のすさまじい汚職の模様などが紹介されており、さらに政変による難民の流出が日本にとって最大の危惧であることが述べられている。また読み物としては日本に在住するアメリカ人の作家であるリービ英雄の書が、なかなか面白い（『我的中国』岩波書店、二〇〇四年）。

こんな社会状況の中で、最近、反日行動やデモが起こり、日本でも中国問題についていろいろな議論がなされている。そもそも今日の中国国家は、対日、対蒋介石政権との戦いの勝利にその基盤があって、北京の軍事博物館や南京には日本軍の南京大虐殺の様を展示する博物館など現存し、日中友好と言いながらも、必ずしも親日的教育をしているわけでない。そして、小泉首相はアメリカ一辺倒、靖国神社問題などのことで訪中すらできないでいる。反日デモは起こるべくして起こったといえよう。確かに靖国神社の問題などは内政干渉ともいえるかもしれないし、日本人の宗教観からすると、何んでこんなことをとやかくいわなければならないのか理解に苦しむところもある。政府は中国側に理解を求めるとしているようだが、これもそう簡単なことではなかろう。

ともかく中国は広大で、人口も十三億を超える大国で、多くの少数民族を抱え、また同じ中国語でも北と南では言葉が通じないといったところもあり、一言で中国といっても全体を理解することも難しい。

また日本はこれまで中国に対して多額の経済的援助をして来たが、中国政府は原子爆弾の製造、軍備の拡張さらに最近では発展途上国への援助も行っており、また大国意識も強く最近では日本よりもアメリカ重視の傾向もあって、今後もこの傾向は強まっていくことであろう。しかしいずれにしても中国は隣国でしかも日本は古くから中国の文化に影響をうけ、また漢字を共有する唯一の国で将来とも共栄、共存を目指しお互いに努力することが極めて重要なことと思う。

このためには特に両国の人的交流が大切で、私も十数年来、日本財団、笹川記念保健協力財団の援助による留学生制度の運営のお手伝いなど、両国の医療関係者の交流に尽くしてきた。そして現在では両国の医療・医学関係者の交流も盛んになり、また笹川留学生制度により日本で一年以上留学、勉強した医師らおよそ千数百名が中国各地で働いている。このような事業は地味な草の根運動といえようが、こういった活動が末永く続くことを願って止まない。

Ⅵ　この世のあれこれ

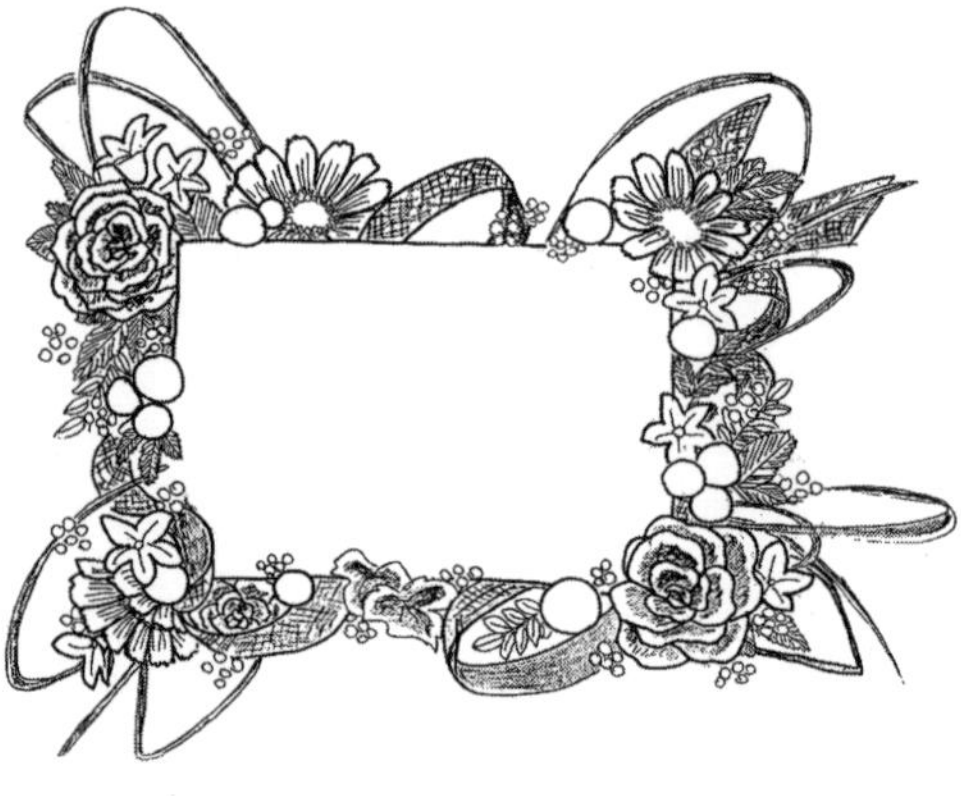

◈死ぬる時節には死ぬがよく候

わが国では半世紀にわたり戦争もなく、また飢餓の心配もない豊かな平和な社会が続いており、一方において高齢者が増加していく中で、人々は自分の健康とか死について考える機会が多くなってきた。そして医師も人の命を維持することばかりでなく、患者の生活の質（quality of life）をより尊重すべきであるとか、どのように人を死なせるのかといったことをもっと考えるべきであるという時代になってきて、末期医療とか尊厳死、安楽死といったことについての関心が高まってきている。

こんなわけで、私も還暦を迎える頃から、末期患者の医療とか脳死、臓器移植といった、いわば死に臨む医療の問題について検討する政府の検討会に参加させられるようになり、「死とはなにか」といったことを考えさせられてきた。もちろん自分の死についてもよく分からないし、ましてや患者の死ということになると、さらに難しい問題である。（森岡恭彦『死にゆく人のための医療』ＮＨＫ出版、二〇〇三年）

ところで、ラ・フォンテーヌの『寓話』（今野一雄訳、岩波文庫、一九七二年）の中にこんな話がある。「おお死よ。……おまえはなんと美しく見えることよ。はやく来てくれ。来てわたしの残酷な運命を終わらせてくれ」不仕合わせな人が毎日、死に助けを求めていた。死は扉をたたき、中に入り、姿を見せる。「あれはなんだ」不仕合わせな人は叫んだ。「そこに見える者を追っ払ってくれ。なんという嫌悪と恐怖を感じることか。近付くな、おお、死よ。死よ、行ってしまえ」

この話のようにこの世が辛く冷たい世で死にたいと思っていても、いざ死神が現実の姿として現れれば誰もが不安と拒否の姿勢を示すであろう。

しかし、死神は落葉をかきわけるように密かに近づき、何らかの衝動か天啓によって突然にわれわれに喰い付く。とくに死神とか貧乏神は老人の臭を好み、老を感じるようになると誰もが死の幻影におびえるようになるものである。ともかく人は死に対し恐怖を覚えることは確かなことである。

そもそも、死とは何かということになるとこれを言い表わすのは難しい。とくに死は誰も経験した者がいないからでもある。

しかし、われわれ医師は多くの病人と接していることもあって、人のいろいろの死を見てより、日頃から人の死についてしばしば考えさせられているが、前述したように最近では生活の質（quality of life）、あるいは尊厳死、安楽死、脳死といった問題が提起されてきて、医師もこういった問題についても勉強しなければならなくなってしまった。

「死とは何か」という問題は医学以外に哲学、宗教などに関するところが大きいといえるが、さりとて書によって勉強しようとしても理解し難いところがある。

例えば、ここにショウペンハウエルの書がある（斎藤信治訳『自殺について』岩波文庫、一九五二年）。いわく「死は我々にとって全く新しい見慣れぬ状態への移行と見做さるべきものではなく、むしろそれはもともと我々自身のものであった根源状態への復帰にほかならぬものと考えられるべきなのである。〜人生とはかかる根源的状態のひとつの小さなエピソードにすぎなかった」そして時間こそ実在的、客観的なものだというわけだが、哲学となるとどうも凡人にはわかりにくい。

ところでこの書の続きに「余興としての小対話篇」というのがあって、一人の男・トラシュマコスとフィラレートスという哲学者との対話が述べられている。

トラシュマコス：要するにだね、僕が死んだら僕はどうなるんだろう。〜簡単明瞭に頼むよ。

フィラレートス：一切にして無だ。……（中略）……。君自身の本質は、君自身は、生きんとする普遍的意志だということがわかりさえしたら、君のそんな心配など本当に子供じみてひどく滑稽なものに思われてくることだろうよ。

トラシュマコス：子供じみてひどく滑稽なのは、君自身とすべての哲学者どもだよ。僕のようなちゃんとした人間がだね、君たちのような馬鹿者どもと十五分間も話しこむというのは、要するに気晴しと暇つぶしのためだけなんだよ。おっと、もっと大事な用事があったんだ。じゃ、失敬。

話はここで終わっている。ショウペンハウエルは厭世的な世界観を持っていたということもあろうが、こうなると哲学者のいうこともいささか無責任であてにならない。

それでは宗教はどうであろうか。仏教の書を読んでみよう。まず「一切衆生《しゅじょう》、悉有《しつう》仏性、如来常住、無有変易」とか「四諦八正道」といった言葉が次々に出て来てお手上げである。そこでもう少しやさしい解説書を読むことになる。

例えば、道元の解説書（栗田勇『道元の読み方』祥伝社、一九八四年）を開いてみる。「たき木はい（灰）となる。さらにかえりてたき木となるべきにあらず」「生も一時のくらいなり。死も一時のくらいなり。たとえば冬と春のごとし。冬の春となるとおもわず、春の夏となるといわぬなり。」～これは生と死についての道元の有名な言葉である。春が来て夏が来るという考えでなく、生と死は断絶したくらい（現象）であって、いわば「生きているうちは死なないから心配しなさるな。死ぬときは生きていないからこれも心配しなさるな」というわけで、生きていることの中には絶対的な今しかないというリアリズム感が読みとれるが、凡人はそれでもそうすっきりとした気持ちになれるわけでない。

宗教の中でもキリスト教の方が一般的にはよりわかりやすい。キリスト教の死に対する考えは一言でいえば「死は単なる生命の終わりではなく永遠の生命の門であり、死後の生命の可能性を確信する」というものといえよう。しかし、いずれにしても死は不可解、神秘的なもので、宗教においては信ずることがその基本にあることはいうまでもなく、即能信解（すぐに信じてしまう）とは縁遠いわれわれ凡人にとっては、一時信じてもまた迷いが起こり、ずっと信じたり悟り続けることは難しい。

また、法律でも死というものが不確かになってきた。ともかくこれまでは、人間の作った法律の根底には哲学とか宗教が絡んでいるとはいえ、死に対する法律的問題はより明解であった。法律による死の定義というものはないが、死は「心停止、呼吸停止、瞳孔散大」三徴候、いわゆる心臓死によって確認される習慣であって、医師はこの三徴候により死を判断し死亡診断書を書き、これに基いて死体埋葬の許可が得られていた。

ところが最近になって、脳死といった新たな考えが出てきて、法律上、死とは何かということが問題化してきた。とくに一九九八年に成立したわが国の臓器移植の法律では、人の死を脳死と心臓死との二つに分け、本人の事前の選択に任せるといったことになり奇妙なことになっている。死といっても二つあるのだ。

さらに近年では、患者の人権擁護という立場から、医療における患者の自己決定権、自律性（autonomy）、インフォームド・コンセントの尊重という考えが先進国の間で起こってきて医師はこれを尊重しないと法的に罰せられるという事態にもなり、尊厳死・安楽死にもこういった考えが波及し、法律の対応も難しくなってきている。

このように、生死に関する問題は難しい問題で、少し勉強したぐらいではどうということもないが、われわれ日本人はどうも西洋の人たちに比べて生とか死について論ずることがあまりにも少ない。そこで以前、私も西洋の人たちの考えを紹介してみようというので『生きる権利と死ぬ権利』(フランソワ・サルダ著、みすず書房、一九八八年)とか「安楽死」についてのフランスの書などを訳して出版したことがある。

またある時、安楽死などの問題について一般の人を対象に講演を頼まれたことがある。講演が終わって質問ということになり、最前列に座っておられた一人の男性のお年寄りが立たれた。「安楽に死ぬにはどうしたらよいのか」という御質問で、どうも私の話を全然理解していないようであった。そこで会場におられた尊厳死協会の会長さんが私に代ってリビングウィルとか尊厳死協会のことを丁寧に説明された。しかしそれでもこの御老人にはどうもピンとこない様子で、会長さんの説明が終わると、また手をあげられ今度は私と握手をしたいとおっしゃる。断る理由もないので握手をさせていただいた。後で知ったのだが「これで私も安楽に死ねます」と喜んでおられたという。これを聞いて、私の方は全身からすっかり力が抜けてしまった。どうも生死の問題は他人の書を読み、話を聞いても、もう一つピンとこないところがあるし、ショウペンハウエルではないが読書とか話は気晴しと暇つぶしにすぎないということであろうか。

ともかく、世を捨て、己を捨て乞食同然の生活を送り「死ぬ時節には死ぬがよく候」と言っていた悟りすました高僧良寛さんでも死に際に「それでも死にとうない」と言ったといわれており、安らかに死を迎えることの難しさを語っているといえよう。

◈人の夢、その彼方

「人は夢を失った時に老いる」とよくいわれている。夢は若さの象徴でもある。ところが、われわれ人間はこの夢をとことんまで追い詰めて行くとどうなるのであろうか。

一九六七年の秋、私は一年余りのパリでの生活に別れを告げ、東京の大学に戻った。待っていたのは大学紛争であった。もっともヘルメット姿の学生にいわせると「紛争ではない。闘争だ、革命だ」というわけだが、ピンとこなかった。彼らは、その辺りに埋められていた汚物や石ころを掘り出すように、世の中の矛盾だとか不正や悪事をやたらに告発し、既存の大学の管理体制だけでなく、その背後の社会体制、政治権力の打倒、そしてあらゆる抑制と束縛からの解放、より人間性に充ちた世界の創設への夢を抱く。その実現のためには暴力を含めてあらゆる手段を行使して戦うという。そこでまず体制側にあると考えられる教官が集団的圧力の中で吊し上げられ、暴力に対し最も弱い大学はあっという間に彼らに占拠されてしまった。かくして学内では「造反有理」「〇〇斗争（闘争）」とかいった標語の立て看板が林立し、「闘争に勝利しよう」というスプレヒコールが朝から晩まで響き渡る。また「先生は体制側に組するのか、われわれにつくのか？」ヘルメットの下のあどけない顔の男が詰問する。

当時、ヨーロッパから帰国したばかりの私の方は、もちろん日本の大学には改革すべき点も多いことをとくに感じていたし、何か彼らの心情の一部はわかる気もした。しかし、学内でゲバ棒による暴力が通用しても、とても政治権力を倒すことは出来そうもないし、彼らは破壊すればバラ色の社会が来るというわけだが、それこそ幻想である。また当時の日本の社会は経済成長期にあって、一般市民や労働者たちは学生に呼応して立ち上がるわけではないことは目に見えている。むしろ世の中が根本的に変っては彼らの多くは困るのである。

そこで「俺だって権力の走狗というわけではないが、どちらにも加担しないという立場もあるよ」と口の中でぶつぶつ言って、彼らと対峙するのが日課になってしまった。「先生、労働者は今に立ち上ります。すでに同志が沢山います」彼らは真顔で言う。しかし、結局はそうはならない。そして一度燃え付いた火が広がっていくにつれて、学生の中にも分裂が起こり、またセクト間の亀裂もより鮮明になってくる。その機会を捉えて機動隊が介入し、彼らは四散する。われわれは安田講堂の最後の落城を空虚な気持ちでぼんやりと眺めていた。

ともかく、何かに不満を持った多くの学生たちが革命に酔った。それにしても一人の死者も出ることもなく、またテルミドール無き鮮やかな革命劇であったという他ない。

　このような学生運動は何故か当時、世界各国で起こっており、パリでも一九六八年の五月には最も激しい戦いがカルチェ・ラタンを中心に荒れ狂った。革命好きのフランス人は今でもこれを一九六八年の五月革命と呼んでいる。

　その後、フランスの小説家・バルジャベルはその著『夢のカトマンズ～原名はカトマンズへの道～Les Chemins de Katomandou』（宮原琢磨訳、早川書房、一九八二年）の中で、この五月革命の様子を描いており、これを読むと、どこでも同じようなことだったのかという感じがする。

……若者は旧い世界を解体し、それを一掃すること、そして正義に照らして新しい世界を建設し、階級と国境と憎悪のない、まったき同胞愛を創造することを求めた……自分たちの兄弟である労働者たちを導いて、資本主義の束縛と社会主義的官僚主体主義の強制から解放された生活を彼らに獲得させうると彼らは考える……ともかく古くからのフランスのスローガンである自由、平等、博愛の浄化だ……と学生たちは叫ぶ……。

　しかし、労働者は工場の門を閉じ、彼らを中にすら入れない。そして「労働組合は淫売屋だ」と学生たちは決めつける。また街に出た彼らデモ隊が機動隊により制圧されるにつれて、当初、大学の壁に書かれていた「彼らがおまえに教えたことをすべて忘れろ。夢を見、はじめよ！」という落書きの「夢を見」という字が消され、「セックスする」と書き換えられる……

知的自負の過剰、危険なしの些細な革命的お遊びに満足したプチブルの愚か者のあまりにも多すぎること……やがてこの甘やかされた子供たちのゲームは終わる……そして事がひとたび危険な状態になると、みんな急いでパパやママの懐へと戻ってしまうだろう……(前記訳参照)。

このようにバルジャベルの筆は手厳しい。また、祖母といささか自堕落な女優の母親に育てられた主人公の学生、オリヴィエは失望の中で、ふと未だ会ったことのない父親のことを思い出し、大金をせしめようとヒマラヤの麓で虎狩りをしているという父親を探し求めてパリを発つ。しかし、やっと探し当てた父親は悪党の居候で、とてもお金を取れる相手でない。また幻滅を感じた西欧の他の若者たちも三三五五、東洋の未知の国、聖なる都、カトマンズ(ネパール)に夢を求めて旅立って行く。しかし、やっとたどり着いたカトマンズで彼らを待ち受けていたのは、麻薬とセックスに毒されたヒッピーの群、そして破滅である……。

このように、バルジャベルは若者たちの夢の行方を滅亡で終わらせている。

もっともバルジャベルはその著『不滅の孤島~原名は大秘密』(荒川活充訳、早川書房、一九七六年)でも、人に不死をもたらすウイルスに感染し、永遠に生き続ける人たちが暮らす人間社会、孤島の生活の様子を描き、結局はこの島を原爆で破滅させて話を終わらせている。このようにバルジャベルは人間の理想や夢の結末は滅亡だと説いているようにみえる。よく考えてみると、人はこういった宿命を背負っているようで厄介なところがある。

ところで、わが国の有名な作家をみると、明治時代以後、北村透谷を初めとし、芥川竜之介、太宰治、三島由紀夫、川端康成と自殺者が多い。もちろん、彼らの自殺の原因はそれぞれの事情や個性に関係するところが大きいともいえようが、こういった感性豊かな人たちにとっての理想だとか夢の行方は結局は死に連なるに違いないと思われてならない。

人は何らかの夢を持って生きており、これが人生の生き甲斐であることは確かである。しかし夢はなかなか達することが出来ないもので、またその中に覚めてしまうこともある。また、夢は一度実現されると途端につまらないものになり、そしてまた新たな夢が生れる。こんなわけで、人は夢の中で夢を見ているようでもあるが、あまりにも夢とか理想といったものを突き詰めて追求し過ぎると危ないということであろう。

◈夫婦相和し

「私は何もデーケン（できない）のですが」とおっしゃって講演を始められるデーケン先生は上智大学の哲学教授をされていたドイツ人である。

私が始めて先生にお会いしたのは、厚生省が主催した「末期患者のケアの在り方検討会」という長い名前の委員会の席であった。最初は、どうしてドイツの先生に日本人の末期患者のことを検討していただくのか、いささか奇妙な感じがしたが、まずこの先生の日本語の話しぶりに魅せられてしまった。先生はとくにこういった生死といった深刻な問題ではユーモアが必要であるといって、『ユーモアは老いと死の妙薬』（講談社、一九九五年）という書を出版されておられるし、また本業はカトリック教の神父ともいえるわけで、話がうまいのは当然かもしれないが、ともかく日本人も先生の話術には学ぶところが多い。

もちろんデーケン先生は「死の準備教育」ということで、終末期患者に光を与えるべく大活躍である。先生はおっしゃる……。

「私はずっと、死を前にした患者さんの抱く希望とは何か、と考えてきました。カトリックでは死後の生活を信じるということがあります。死んでからこの世で出来なかったことを十分にやろうということとか、またすでに死別した夫にまた会えるといった希望などがあります」

こんな話をしたところ、この話を聴いていた御婦人がおっしゃる。

「あらいやだ。死んでからもまたあの人と付きあうなんて。カトリック教徒でなくてよかったわ」

「これは失敗でした」と先生は苦笑される。

夫婦にもいろいろな人がいるであろうし、お互いの歴史がある。新婚の頃の妻は年が経つにつれて、でんとして動かし難い女房となって、いそいそと一人で出歩くカミサンになったりする。そんなことで「あの世でまた今のカミサンと一緒に生活したいか」あるいはまた生れ変わって人生をもう一度やるとする時、今のカミサンとまた一緒にやりたいかと問われると何か即答しかねるのが凡人の常であろう。

また私の愛読する故夏坂健氏のゴルフについての書の中の話だが、あるゴルフ好きの男が逝去した。残された御婦人はゴルフ好きの夫のために愛用のゴルフクラブをお棺の中に入れて、あの世に持っていってもらおうとした。ところが、クラブは火葬場で焼くわけにいかない。どだい骨壺に納められないというので、御婦人の望みは達せられなかった。

この話を聞いた男が、骨壺にも入れられるようなクラブのミニアチュールを作ったところ、これが結構商売になっているという。こんな御夫人なら、自分のお棺に最新式のクラブを入れあの世の夫に対する御土産にするであろう。

また私のゴルフ仲間に温和で、誠実そのものといった社長さんがおられた。不幸にも私が院長をしていた病院で息を引き取られたが、病床に行くと、ご遺体はかつてゴルフをされていたときの服装であった。傍らでご夫人は「主人は本当にゴルフ好きでした」といわれる。この時ばかりはグリーンの上の社長さんの姿を思い出し、ご夫人の心遣いに何かほのぼのとしたものを感じるとともに、思わず目頭が熱くなった。

こんな話は美しい夫婦愛というべきものであろうが、一般の人はそう思っていても自分のことになると照れ臭さもあって露骨に夫婦の睦まじき話はし難いものだし、うっかり話すと「おのろけ」として皆から冷やかされるのがオチであろう。

ところが、作家の故遠藤周作氏の著によると同じ作家の三浦朱門氏は色紙に一筆と頼まれると必ず「妻をめとらば曽野綾子」と書くのだそうである。曽野綾子さんはいわずと知れた御夫人だが、これにはいささかびっくりした。さすがに、日本文化を統率する文化庁の元長官だといってよいのか、あるいは酔狂なのかわからないが、ともかくこんなことを堂々と色紙に書けるといったことは凡人にはとても出来そうにない。

ところがもう十年ばかり前、訪中した折に、長江上流の三峡下りを楽しんだが、たまたま三浦朱門氏御夫妻と御一緒した。御夫妻が何時もおしどりのように寄添われている御様子に接し、納得できるような気もした。しかし残念ながら、あのような色紙をしたためられる時の御心境についてはつい聞き忘れてしまった。

◆内助の功

最近では寄る年波のせいか、定年退職の会とか叙勲の会とかに招待されることが多い。こういった会はこれまでよく働いてこられたことへのねぎらいと、これまで大過なく仕事をされてきたことへのお祝いの会だが、どういうわけか御本人と御夫人を一段高い壇上に座らせて、先輩、友人、後輩などが次々にお祝いやねぎらいの言葉を述べ、若い女性が花束を渡し、そして最後に御本人が謝辞を述べて終わるのが通例である。ところで御本人、すなわち旦那の謝辞では必ず長年にわたる女房の苦労、内助の功に感謝する言葉が出てくる。女房が隣にいれば、皆様の前で義理にでもそういわざるを得ないかもしれないが、どうもこの時ばかりは照れくささを振り切って、本心から「女房に感謝している」と告白する心境になることも確かであろう。ここまで長年にわたり共に過ごしてきたことは確かで、普段は相当な亭主関白でもこの時ばかりは神妙で女房の内助の功を認める。

こんな具合で、日本の現代社会で男性が社会で働いて稼ぎ、女房が家庭を守ってこれを支えるといったことが多く、内助の功は未だに女性の美徳の一つとなっている。

この内助の功の中でも代表的なのは一昔前では「山内一豊の妻」と相場が決まっていた。しかし、今ではこんな話は通用しないかもしれない。「昔々、戦国時代の武将に山内一豊という人がいた。一豊は一豪族にすぎなかったが、織田信長や豊臣秀吉に仕え軍功をあげ、掛川の城主となり、後に関ヶ原の合戦で徳川家康に加担し、結局は土佐の殿様になった。この武将の夫人は賢婦の誉れ高く、とくに一豊が未だ貧困の身分であった時、夫のためにそれまで貯めていたお金をはたいて駿馬を買い与えた」という美談が有名で語り継がれている。こんな話をすれば、今時の若い女性には「フン、何でこれが内助の功なの」と一笑されかねない。「ただ、うまくヘソクリをしただけじゃないの」といわれれば一言もない。

それはともかくとして、われわれが医師になった頃は、大学の医局で無給で勉強、修練するのが習わしで、さらに大学の医局で研究とか仕事を続けようとすればそれなりの経済的な裏付けがなければやって行けない時代であった。こういった時代のことで、医局にはいろいろな先生がおられたが、中でも何時もうす汚い白衣を着て働いていたT先生は独特な存在であった。当時では先輩の先生方は、われわれ無給の医師どもをよく飲みに連れて行ってくれたものだが、財布の紐の固いT先生の方はこういう事にはあまり関心がない様子であった。

ある時、近々、医局長の改選があるというので、T先生がその候補の一人に目された。そこで、悪童を自認する人びとが二〜三集まってT先生を脅かそうと企んだ。要するに医局長といってもいわば労働組合の委員長みたいなもので、当時では権勢の強かった教授と医局員との板挟みになることが多く、医局の方に顔を向ければ教授の叱声に会うし、上に忠実に振る舞わなければ結局は将来の出世に支障を来すおそれがあるというわけで、選挙で選ばれたとしても有難迷惑なポストである。とくに優秀で将来を嘱望されているT先生にとって医局長は敬遠したいポストであることは目にみえている。そこで悪童連中は「先生は今度はこのままでいくと医局長当選は間違いないですよ。ただ、われわれにお任せ下されば何とか阻止しますが……」とT先生に申し出る。さすがのT先生も「何とかこれで御勘弁を」と珍しく財布を開いて幾らかの金銭を差し出された。「やった！　あのしまり屋からいただいた」と悪童連中は大喜びで、早速十数人の医局員を誘い、そのお金でビアホールで乾杯ということになった。もちろんお相伴にあずかった先生方は義理を果し、T先生は選挙では選ばれず、メデタシ、メデタシ。

ところでこのT先生は日頃、われわれ若い医局員を前に「俺はエルチンを女房にしなかったのが大失敗……」とよく自嘲されていた。エルチン、これはドイツ語の「Ärztin」すなわち女医さんのことで、当時はこういったドイツ語が盛んに医師の間で使われていた。周囲を見ると長い間大学で仕事をしている先生や大学の教授になった人たちの御夫人が女医さんという人が結構多い。内助の功で御本人は勉学や研究に勤しんでおられるということであろうが、その中でもどうも眼科の女医さんが目立つ気がする。眼科はさしずめ急患が少なく夜に起こされることもまずないので、おそらく女性が家事や育児に携わるとしてもそれだけ有利だということであろう。

ある時、老若とり混ぜて十名ばかりの医者が集まって夕食を共にすることがあったが、その席で眼科のことが話題になった。

「先日、ドイツに行きましたが、ドイツの医者の中ではどうも眼科が最も人気があるということでした」

「日本でも大学教授で御夫人が眼科の先生という人が結構いますね。A教授、B教授、C教授それにD病院長もそうですね……」こんな話を聞かれていた最年長の先生が、ポツリと言われた。

「先生たちね。昔からアウゲは（仰げば）尊しということだよ」とおっしゃり、大笑いになった。もっとも笑ったのは年配の医師だけで、若い方の医師はこのしゃれが解らずポカンとしている。解説を加えると、ドイツ語では眼は「Auge」アウゲで、昔は眼科のことをわれわれは俗称「アウゲ」と呼んでいて、「仰げば尊しわが師の恩」という卒業式の歌にかけたしゃれというわけだが、今の若い医師たちには通じない。

その後、この「アウゲは尊し」という話を眼科医であるB教授夫人にしたところ「何を馬鹿にして」と叱声を賜った。彼女にしてみれば「何も亭主を教授にするために働いているわけじゃない」ということだが、考えてみればもっともなことである。亭主が働いて女性が家を守るというこれまでの社会のしきたりは男性中心の考えで、現代社会では必ずしも通用しない。ともかく世が変わり、女性の社会的活躍が活発になれば、夫が家事や育児を引き受けるといった家族秩序も考えられるわけで、それはそれなりに一種のバランスということであろう。こうなると、内助の功は夫の方で「山内一代の夫」というのが内助の見本になるのかもしれない。

◇美人は努力が足りない

枯葉が風に舞い、物憂げな日が続くと人なつかしさが昂じ、つい誰かを捕まえては冷やかしてみたくなる。

「ねえ、婦長さん、貴女は美人でなくてよかったね。」婦長は不服そうな顔をする。「いや、美人じゃないというわけではないけど、すごい美人ではないということだが。でも愛嬌があって、やさしいし……。ともかくすごい美人で婦長になったという人はまずいないというわけね」婦長は未だ納得いかない顔をしている。「バーとかクラブのママ、やり手ホステスだって超美人という人はまずいないよ」こう言って私の方は、暮になるとお歳暮と共に自筆の挨拶状を送ってきたり、時には大学病院の教授室まで手土産を持ってやって来る勇ましいクラブのママさんたちの顔を思い出している。

もっとも、美人といってもこれは人により見解が違っていたりして、判断は必ずしも容易ではないが、ともかく最近では職場の婦長さんを捕まえて「美人じゃなくてよかった」などと言おうものならセクハラで訴えられかねない世になってしまった。

それはそれとして、私などはバーとかクラブとかの雰囲気があまり好きでないので、そういう所には付き合いでたまに行く位で、熱心なママさんたちの熱意と努力にはただただ敬服と脅威を感じるのみである。しかし、通い慣れた連中に言わせると「先生ね、二～三年に一度でも彼女の店に顔を出せば彼女たちは元をとるよ」ということらしい。

ところで、二十世紀初めの頃のイギリスの作家のキプリングの書いた短編集（橋本槙矩編訳、岩波文庫、一九九五年）に、港町で水兵相手に商売をしているホテルの女主人の話がある。彼女は未亡人（ミセス）で、気っ風が良くて面倒見も良く水兵仲間に人気がある。ある時、曹長の一人がカウンター越しに彼女を相手にビールを飲んでいた。「ミセス、私が次に来たとき、このビールが私の好みだと覚えておいて欲しいね。あんたが私の好みに合うように」と曹長が言うと、彼女は耳の後ろの巻毛に手をやって自分の髪に結んでいたリボンを取って、これをカッターで切って「ありがとう。あなたが心変わりするといけないから、印をつけておくわ」と言いながら、曹長のお気に入りのビールの瓶四本にそのリボンを蝶結びにした。五年後、この曹長が再びこのホテルを訪れると、ミセスは「お好みのビールに心変わりありませんこと?」と言って、リボンが蝶結びにされている四本のビールを差し出した。

その後、このミセスに夢中になり、彼女を追い求めて兵役を脱走してしまったのは彼の友人の準尉殿であったというわけだが、私はどうもこういった類の話が好きである。ちなみにこのミセスは美人というわけでなく、話上手というわけでもないが、どこか女性的魅力があったということになっている。

美人はじっとしていても男にもてる。もちろん美人といっても見る人によってその評価も異なるし、また例外もあろうが、どうも美人は努力が足りないとか他人に対しての心遣いが欠けるということであろうか。

◆ものを書き、書を出版する

もの書きの動機

最近、日本は不況だというのに本屋に行くと相変わらず数多くの新刊書が並んでいる。その数は毎週数百冊を越えるという。また、定年退職をした教授や院長さんから業績集とか記念集といった立派な装丁の書が送られてくる。さらに医師で自著を出版される人も多く、時には自費出版というのもあって拝読しているが、ともかく自著を世に出そうという意欲に敬服している。

そもそも、医師でものを書く人は多く、文章の上手な人も多い。また医師というよりも詩人、文人、作家として名を成している人も数多く、森鷗外を初めとして木下杢太郎、斉藤茂吉、木木高太郎、戦後では加藤周一、北杜夫、渡辺淳一、なだいなだ、見川鯛山、水原秋桜子、加賀乙彦、また最近では養老孟司……といった具合である。また若い医師で、将来は作家で身を立てたいと思って密かに夢見ているような、いわゆる文学青年の話や、俺も昔はそうだったと述懐される年輩の先生の話などよく聞く話である。「ものを書くには政治家になるとか会社を創るのと異なって費用がかからない。」これはバルザックの言葉である。

ともかく、名の知られた作家となるとテレビ、新聞などによく出てきたり、周囲からチヤホヤされているようで格好がよいし、また金回りもよさそうである。また世に出ている書を見ているとこんなものなら俺でも書けそうだということになる。そこで作家に憧れる人が後を絶たないということであろう。しかし、プロ野球の名選手とかゴルフのプロなど一流の人になるには、それだけの能力や努力そして運も必要で、憧れる人が多い割には成功する人は少ない。作家の世界もそう甘いものではなさそうで、結局は医業の方が安全だし、それなりに楽しみもあるというので医師となって後に作家専業になったという人は決して多いわけではない。

ある時、車の中でラジオを聞いていると、貧乏作家を自認しているというノン・フィクション作家との対談が放送されていた。「貴方は貧乏作家といわれていますが……」というアナウンサーの問いに対して、「われわれの本はせいぜい売れて三千〜四千部というところで、しかもノン・フィクション作家は一年に三冊も四冊も書くわけにはいきませんから……」という答えである。一冊定価二千円として、印税は十％、四千部売れても懐に入るのは税込み八十万円、これでは飯は食えない。要するに作家で飯を食うのは大変なことなのである。もっとも医師の書いた本でも二百万部以上も売れたというような例外もある。

昔は「三文文士」という言葉があり、親は息子が文士になろうなどと言い出すと「恥ずかしくて世間様に顔向けできないからやめてくれ」という時代だった。ともかく原稿を書いても売れなければ生活に困る。赤貧の中で小説を書いていたという人も多い。今ではお札に肖像が載っている樋口一葉も貧しい生活の中で詩歌を学び、小説を書いていたことは良く知られている。一葉にとってものを書くことはまずもって糊口を満たすための手段であったと思われるが、二十四歳の若さで逝去したことを考えると哀れである。一葉はいささか生活に光明が見られるようになった頃、相場に手を染めていた？　少なくとも興味を示していたようで、お札に載る人物として適切であったともいえよう。五千円札を見ていると一葉のこんな一面が思い出される。

また森鷗外や斉藤茂吉などのように、今で言う国家公務員とか医者などをやりながら、もの書きをしていれば優雅といえようが、作家を本業とするには才能はともかく絶大な情熱も必要で、十八世紀のフランスの文豪・ユゴー、デュマ、バルザックらのとてつもない情熱を書いた鹿島茂著『パリの王様たち』（文藝春秋、一九九五年）を読むと、彼等の迫力に圧倒される。

それでは、素人を含めてわれわれは何故ものを書き、書を出版するのか、その動機といったものをなんとなく考えたことがある。第一はお金稼ぎで、これは良くわかる。第二は世の中、人のために書く。これは奉仕みたいなもので、無料でやるべきであろう。第三は自己宣伝ないしは自己満足、酔狂というべきもので、これにはいささかの出費が要っても仕方ない。この他にも義理で頼まれて、といったようなこともあろう。

少し前のことだが、旧知の作家の加賀乙彦先生にお会いした際に、「先生はどうして本を書くのですか」とお聞きしたところが「何か書きたいという衝動から書いている」という御返事であった。私の分類でいくと第三の動機、自己満足にあたる。「先生、それでは定価をつけて売るというのはけしからんですね」と言ったら怪訝な顔をされていた。真面目な加賀先生はある時、ものを書く暇がないというのでそれまで勤めておられた大学を辞めて、もの書き専業になられた。もっとも大学の先生をしながら小説を書いていると何か居にくくなることであろう。しかし、よく聞いてみると「作家で飯が食える自信がついたから」というのが本音らしい。

こんなように動機などというものを分析してみても下らないかもしれない。後になって勝手に美しい動機をつくってみたりすることもある。よく考えてみると、私なども前述した動機のすべてを絡ませてものを書いたりしているといえるかもしれない。

本の売れ行き

それはそれとして、やはり自分の書いた書を読んで下さる人がいるということはそれなりに嬉しいし、本屋の店頭に置いてある自分の著書を見ると照れくさくもあるが、何かニヤリとしたくなるものである。もっとも古本屋で売られているような時にはもう少し複雑な気持ちになる。しかし、読んで下さる人がいても好評とは限らないし、読者の酷評も覚悟の上のことである。とくに誤植や間違いの御指摘をいただくことはよくあることで、時には当方の無知あるいはとんでもない思い違いで赤面の至りといったこともある。ミスがないように努力しなければならないことは当然としても皆無にすることは難しく、結局はミスを恐れていては本の出版は出来ない。要するに人のやることには完全ということはないということで割り切るより仕方ない。

また、出版した本が好評であるのか、どの位の数が売れるのかといったことは、その本の内容だけでなく、読む人によるもので予想することは難しく、これは出版社にとっても同じようなもので、意外な本がベストセラーになったりするようである。ところで、あるイギリスの小説家が旅先で自分の書いた小説の一部が見たくなり、近くの図書館に行った。そしてその本を書棚から取り出そうとすると、隣りにいた人が「その本はおよしなさい」と言う。「先週、その小説を読んだのですが、ちっとも面白くなかった」というのである。この小説家はそれ以来、図書館嫌いになったという。

ともかく、活字になって値段がついて一般の人たちの前にさらされるわけで、著者としては何をいわれようと覚悟の上のことであろう。そこで、また御丁寧にも書評というものが流行し、私も書評を書けとよく頼まれる。もちろん読んで感動したとか面白かったといった書ではそれなりにすっきり書けるが、時には義理で頼まれて、どうもあまり面白くない本の書評を書かされることもある。こういった書評は宣伝のためのものが多く「この本は面白くない」とか「下らないからおやめなさい」と書くわけにはいかない。うっかり酷評すれば著者に恨まれたり、友情を損じたりすることになる。しかし、そうかといって自分の気持ちに反するわけにはいかないので、結局はけなすところはけなして、それを褒め言葉で埋め合わせるより仕方ない。

このように書評といっても、意外にいろいろなことが気になり、苦労するもので、その他まず著者をよく知っているとか、著者の過去の著作を知っていないと、すんなりと書くわけにはいかないといったこともある。

本は文化だ

ところで、もう二十年ほど前のことになるが、当時、私はいささか難しそうな書の邦訳書を出版したいと考え、「こんな本はどうも多くは売れそうにありませんが」と恐る恐るM書房の編集長にお話ししたことがある。編集長さんはきっぱりと「いや、先生、本は文化です」とおっしゃる。その時、私の方は背筋に電撃が走ったような思いだった。出版社といえばお金のことばかり気にしているのかと思うと必ずしもそうではなく、時にはすごいと思う編集者が幾人もいるもので、こういう人たちには彼らなりの評価があって、有名人をつかまえて「あの人は駄目だ」とか酷評したりするから恐ろしい。くだんの編集長さんはその後退職を期に一書を出版された。「出会いのきっかけをつくるもの～それは人であり、本であり、社会であり、国であり、あるいは勢い、また空気である。それらのつくる偶然の組み合わせが、混沌を秩序へと方向づけてゆく。それが成功した場合に、世界のなかに「本」という名の新しい「モノ」が生み出されるのである」という冒頭の記述に始まるこの書を読むと、「本」作りの職人的気迫が感じられる。末尾には「出版はコマに似ている。コマはまわる。支点を失えば倒れる。支点は本の中身だろうか？　経済だろうか？」という言葉があり、やはり本が売れるのか売れないのかということも気になっていることは確かのようである。

ともかく「本は文化だ」といわれるとまた気になる。一九六〇年代に入り、フランスの文芸評論家、ロラン・バルトとか、ミッシェル・フーコーは、物語の構造分析、「言葉と物」ということを究明し、「作者とは何か」ということを論じ、結局は「作者とは、単に書いている者であって、決してそれ以上のものでない」と断じ、作者を葬ってしまった。「『文学的作者』すなわち本にサインをして回ったり、自分の書いたと考える書物に対する権威と叡智を主張したり、あまつさえ自分は「現実」を正確に現前させたのだと仄めかしたりする作家は、ブルジョア商業資本主義の捏造物に他ならない」、「作者というのはわれわれ社会によって生み出された近代の登場人物であり、書物を書くのは、実は他ならぬ歴史であり、文化である」というわけである。こういった人たちの主張は凡人では理解し難いところもあるが、結局のところ、彼らにいわせると「作者が書物を書くのではなく、読者が読むことに意義がある」ということになり、喜んだのは出版社である。読むことが主体であれば読者からはお金をいただける。しかし作者はいないも同然で、原稿料を支払う必要はない。かくして、前述したバルトの書は売れ行き上々であったにもかかわらず、バルトは印税を要求できず、彼は生活に困り地下鉄や路上で物乞いをしているという噂さが聞かれるようになったという。（マルカム・ブラドベリ『超哲学者マンソンジュ氏』柴田元幸訳、平凡社、一九九一年）。

ここまでくると話がうま過ぎるし、作り話と思われるが、ともかく「本は文化だ」としても、出版には勇気と厚かましさ、そしていささかの下司な根性も必要だということであろう。

余談だが、バルトは一九八〇年、パリの路上で小型トラックにはねられて死去している。

あとがき

今から十数年前、大学の定年退職という際に、ふとK出版社のSさんが訪ねて来られ、「エッセイのようなものをお書き下さらないか」とお誘いを受けた。もちろん、エッセイとか小説の類の書は時々読むことはあっても、自分ではそんな書を出したことはないので、いささか躊躇したが、それまでにいろいろのところに書いてきた雑文というものを集めて、それを基にまとめてみた。ところで、雑文の寄せ集めで適切な表題が見つからない。結局は編集部の人たちが二〇ばかりの題名を考えて下さったが、その中から二つを取り出し、これを合わせて『手術室から「セ・ラ・ヴィ」』という奇妙な表題にして出版した。著者の気持ちでは、長年にわたり手術室で働いてきた人間から見た世相、すなわち「この世はこんなもの~セ・ラ・ヴィ（C' est la vie）」といったことを書いたものというわけだが、この表題を見たフランス語の先生は「手術室から生きて帰ってきた」ということかなとおっしゃる。それも悪くないかもと思ったりした。

それからさらに十年ばかりして、また前述の出版社のS氏が現れて、「先生、原稿も溜まったことでしょう。続編を」というお誘いである。

私の方は大学を定年退職後は病院長業に従事し、教育、研究また診療とか手術とは違った世界のことに関係してきて、序文でも書いたがこの間、病院などの機関紙やその他、雑誌や日刊紙に感想文や本の書評などを書かされることも多く、またS氏の誘惑に乗ってこれまで書いた雑文を集めてそれなりに加筆して読者の人に読んでいただけるようにしてみた。そんなことで、本書の内容はとくに思想性とか課題という物はなく、一人の病院長が折により思ったこと、またその時々の世間の事件や話題について感じたこと、またとくに他人の書により啓発されたこと、読書感などを雑然と記した物で、強いていうと、喜怒哀楽、悲喜こもごも、時には善行を施すかと思うと悪さもするという人間と付き合い、人生とは、人の幸福とは何かという課題についての感想を述べたものといえよう。

また「書くことは考えること」という言葉がある。これは確かフランスの作家、サン・テグジュペリの言葉だったと思うが、私にしてみると、書くことは頭の体操だというわけだが、それにしてもこのような専門の学術書以外の書を世に出すのは「酔狂」ともいえることで、後で原稿を見ると「よくもこんなことを書いたものだ」と自虐の念に駆られるところもある。また『眠れぬ夜の小さなお話』といった題名の書とか、遠藤周作氏の書にも『眠れぬ夜に読む本』

といった書があるが、本書にも「暇なあなたのために」といった副題を付けたい気もする。

ところで、十数年前、当時の産業図書社長の江面竹彦氏とお知り合いになった。江面氏は日ごろから「今の日本人の文化離れ、教養の欠如」を嘆かれ、何時も自説を熱っぽく語られていて、私も氏の病気のご相談にのりながら、よくご高説を拝聴した。三年前にご逝去されたが、病床にあって最後まで所信を語られていたことは忘れがたい思い出である。また前述のように私の方は原稿をまとめてみたところ、S氏が会社を定年退職されたこともあって、しばしこの原稿もそのままになっていたが、故江面前社長また後任の飯塚尚彦社長、編集部鈴木正昭氏のお計らいでいささかの修正、加筆を加え陽の目をみることになった。そんなことで、一人の外科医そして病院長が何を考え生きて来たのかを読んでいただければ幸甚である。

末尾にこの書の出版の労をとられた産業図書の関係者の皆様、とくに故江面前社長、そして原稿の整理に尽くされた臼井良子さん、挿図を画いて下さった楠洋子さんに対して深甚なる感謝の意を表します。

二〇〇六年五月　　森岡恭彦

〈著者略歴〉

森《もり》岡《おか》 恭《やす》彦《ひこ》

1930年東京都に生まれる。1955年東京大学医学部卒業後、第一外科教室に入局。1960年東京大学大学院修了。1972年自治医科大学消化器外科・一般外科教授。1981年東京大学医学部第一外科教授。1991年退官するまで東京大学医学部附属病院長、宮内庁御用掛などを努めた後、1994年8月まで関東労災病院長。1994年9月より日本赤十字社医療センター院長。2001年9月同名誉院長。東京大学名誉教授、自治医科大学名誉教授。1963年医学博士。

病院長のコーヒータイム

2006年7月10日 初 版

著 者 森岡恭彦

発行者 飯塚尚彦

発行所 産業図書株式会社

〒102-0072 東京都千代田区飯田橋2-11-3

電話 03(3261)7821(代)

FAX 03(3239)2178

http://www.san-to.co.jp

装 幀 戸田ツトム

平河工業社・小高製本工業

ISBN 4-7828-0159-9 C 0047